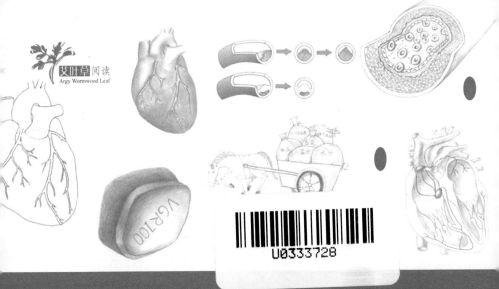

学做知"心"人：

心脏科医生的倾情告白

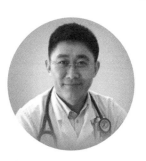

惠 慧 著

三甲医院主治医师
搜狐自媒体金牌作者
今日头条推荐作者

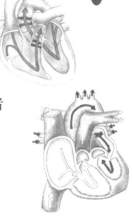

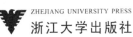

ZHEJIANG UNIVERSITY PRESS
浙江大学出版社

图书在版编目（CIP）数据

学做知"心"人：心脏科医生的倾情告白 / 惠慧著.
— 杭州：浙江大学出版社，2017.1
ISBN 978-7-308-16412-2

Ⅰ.①学… Ⅱ.①惠… Ⅲ.①心脏病－防治－普及读
物 Ⅳ.①R541-49

中国版本图书馆CIP数据核字（2016）第273267号

学做知"心"人：心脏科医生的倾情告白
惠 慧 著

选题策划	张 鸽
责任编辑	张 鸽
责任校对	潘晶晶 金 蕾
插 图	张兆曦 周雨童 孙诗竹 朱一丹
封面设计	黄晓意
出版发行	浙江大学出版社
	（杭州市天目山路148号 邮政编码310007）
	（网址：http://www.zjupress.com）
排 版	杭州兴邦电子印务有限公司
印 刷	浙江海虹彩色印务有限公司
开 本	880mm×1230mm 1/32
印 张	7.75
字 数	150千
版 印 次	2017年1月第1版 2017年1月第1次印刷
书 号	ISBN 978-7-308-16412-2
定 价	35.00元

前　言

常有人问我：惠大夫，你是一名三甲医院的心脏科主治医师，平时的工作量很大，总有做不完的手术、看不完的门诊、做不完的研究，怎么会愿意并付出如此大的精力来做医学科普呢？

我笑曰："源自'切肤之痛'。"

支气管哮喘，犹如恶魔一般，折磨我近十年之久。记得读高一的那年冬天，哮喘再次凶悍来袭。遗憾的是，在明确诊断之前，我的诊断一直是"慢性支气管炎"，处方如旧：抗生素和平喘药。诊所医生的医嘱是：红霉素、氨茶碱。不曾想，初次谋面的红霉素却意外地让我休学近一个月的时间。

红霉素，是当时比较流行的一种抗生素，常用于治疗呼吸道、皮肤软组织的感染。而"经验老到"的我，却是首次使用。在静脉输注红霉素后，最常见的不良反应是消化道症状（如胃痛、胃胀等），并且滴注速度愈快，反应愈重。因担心耽误学业，在不知情的前提下，我故意调快了输注速度，原本需两个小时的输注时间,被我人为地缩短为半个小时。

诊所医生刚刚硕士毕业,临床经验不足;再者,诊所患者很多,他也无暇顾及这个小细节。

首日治疗后,胃部轻微疼痛。我想这一定是吃的问题。然而,连续三天,胃痛逐渐加重,直至无法进食,频繁呕吐。等医生知道真相后,已然无法阻止胃痛对我的疯狂肆虐。当时的我第一次离开父母,只身一人来到城市读书。于是,孤独、担忧、恐惧占据心头。当父亲来学校接我的那一刻,我泪如泉涌,失声地对父亲说:"我要回家!"

经过近一个月的调整,哮喘缓解了,胃痛却迁延不愈,成了一个难以摆脱的"病根"。

我没有怪医生,因为我知道,医生的能力和精力是有限的,如果我们能有幸被"科普"、能多掌握一些基本的医学常识,就再好不过了。

如果说,患上哮喘是促使我学医的主要原因,那么"红霉素事件"在我的内心深处则成了我坚持医学科普的始动因素。

科普远重于临床。医生治病,只能救治患者一个人,而医学科普却能惠及更多读者。试想一下,如果当初我了解是红霉素导致了我的胃病,也不至于发展到需要休学治疗的地步。

很遗憾,至少到现在,也很少有专业医生有时间或愿意花时间投身于医学科普事业中。取而代之的是,一些充斥着商业利益的"冒牌"科普医生,他们打着科普的幌子来兜售自己的商品,甚至打击现有的医疗技术。

我相信,有不少读者听过一些关于心脏支架的流言蜚语。其中的两则"科普"曾刷爆朋友圈。其一,支架早就过时了,支架在几十年前就已被发达国家淘汰了,所以千万不能安装心脏支架。其二,患上冠心病,千万不要安装心脏支架,因为一个神奇的"偏方"——将洋葱、黄瓜、胡萝卜等果蔬捣碎成汁,连续服用数日,即可开通被阻塞的心脏动脉……更有甚者,少数医生也在转发类似"科普",滑天下之大稽!

现实往往很残酷,我曾经收治过的几名急性心肌梗死患者就是因为受到此类"伪科普"的影响,拒绝安装心脏支架而失去了宝贵的生命(在书中有详细的讲述)。这些血淋淋的事实是支持我进行科普的动力源泉。

2000多年前的《黄帝内经》中说:"上医治未病,中医治预病,下医治已病。"这句话的意思是,最高明的医生治疗还没有发生的疾病,中等的医生治疗将要发生的疾病,而普通的医生则治疗已经发生的疾病。或许,在骨子里,所谓的"上医"才是我医学事业的终极理想吧!

何谓"科普"? 简而言之,即科学普及化。

在我眼中,优秀的科普是老百姓真正能读明白的科普,没有过多的医学术语,没有复杂的逻辑关系,而是通过朴实无华的语言、生动的描述来讲解专业的医学知识,让百姓带着兴趣来学习。

　　在本书中,我以此为目标,尝试通过讲故事的方式,讲述在临床工作中遇到的实际病例,再结合专业知识,尽力达到"寓教于乐"的效果。然而,这正是我写作时的最大障碍。创作《学做知"心"人:心脏科医生的倾情告白》之初,困难重重。

　　一次凌晨,妈妈疑惑地问道:"儿子,你最近为什么总熬到下半夜,天天守在电脑旁干吗呢?"

　　我回道:"俺在写书,搞创作呢!"

　　"你高考时的语文成绩不是不太好吗?还能创作?",妈妈笑道,给我倒上一杯温水,接着说:"儿子,只要你有信心,你可以的,妈妈相信你! 加油!"

　　妈妈逗我的玩笑话,着实反映了我那捉襟见肘的文笔。在写作初期,每每都能联想到赵本山和宋丹丹演绎的小品《说事儿》:犹如白云写《月子》一般,有时,一个小时都憋不出几个字! 然而,我本人做梦也没想到,在未来的某一天,我竟会与"作家"这么高大上的称呼有所关联。罢了,谁让医学科普是我的理想呢!

　　为了克服写作的"硬伤",我开始向职业作家请教写作知识,学习修辞语法,阅读大量文学著作,利用工作和生活之余的每一点、每一滴的时间来学习和进行写作。其目的只是希望可以写出一本与众不同的科普,写出一本妙趣横生、客观准确的科普,写出一本老百姓真正能读懂的科普。

正如书名《学做知"心"人:心脏科医生的倾情告白》一样,我希望各位读者通过阅读我的科普文章能有所得、有所获,能更了解心脏,熟悉常见心脏病的科普知识,让《学做知"心"人:心脏科医生的倾情告白》成为您的枕边书。不过,因所学知识有限、笔触过于浅弱,如有纰漏,在所难免。在此,惠大夫真诚希望您给予宝贵的指导和建议,以便再版时进一步完善。

最后,要表达一下我最诚挚的谢意。

感谢浙江大学出版社的张鸽编辑,在创作、审稿和校稿中给予我的宝贵建议和帮助!

感谢我的老同学温立超(笔名:三羊猪猪)在写作方面给予我的耐心指点!

感谢大连医科大学艾桦生物医学插画工作室的张兆曦、周雨童、朱一丹、孙诗竹,有了这几位学弟学妹们的帮助,我的科普变得更加地生动、易读易懂!

感谢我的家人,我的宝贝悉悉和城城,是你们,让我时刻充满着前行的动力和对未来的憧憬!

同时,也要感谢读者您。您的支持,才是我科普路上最大的精神支柱!

谢谢你们!

目　录

第一章 医路起航

哮喘成就我的医生梦

战国时期，屈原在《九章·惜诵》中书："九折臂而成医兮，吾至今而知其信然。"这句话的意思是，经历多次手臂折断，就能懂得医治手臂的方法，自己也就成了良医，也就是后人常说的"久病成医"。然而，对于我个人来说，踏上医学这条路，却是因为"久病不得医"。

我出生在农村的一个普通家庭。同样是"80后"，大多数人对农村孩子的童年是这样的印象：穿着打补丁的衣服，拖着一把鼻涕泡，满村地跑闹嬉戏……在当时，父辈们对医学知识了解匮乏，加上经济条件受限，面朝黄土、背朝天的他们常年忙于田间地头，几乎不会关注孩子们类似鼻涕、咳嗽这样的小状况。

小时候的我就是其中的一员，每逢秋冬换季都要咳嗽、气喘一阵子，由此还落下个"小气管炎"的绰号。我对头孢菌素、氨茶碱、扑热息痛（对乙酰氨基酚）、安乃近、止咳糖浆都用到自己会调整剂量了。其实，这都不算什么，最可怕的是一些老者甚至是"大仙"们所推介的千奇百怪的偏方：生吃鸡蛋、糖拌鸡蛋、白酒蒸鸡蛋、香油炒鸡蛋……这些匪夷所思的鸡蛋偏方，折磨得我至今也不想再吃一口鸡蛋了，连闻都不行！

12岁那年，我经历了人生所遇的最恐怖的偏方。时逢小年，我的咳喘病又发作了。嗖嗖的北风刮在脸上，犹如刀割一般，腊月的大地被雪亮的积雪完全覆盖，路上几乎看不到一个行人。老爸带着我，骑着当时家中唯一的交通工具——永久牌自行车，远赴30千米外的神秘村落，求取一种流行已久的咳嗽秘方——咳喘粉。其具体成分至今不明，我后来分析它应该含有甘草，因为闻一闻就能让人呕吐不止。讽刺的是，该药发挥疗效的关键所在则是让你冲水喝掉它，然后再把所有的胃内容物全吐出来，甚至包括胆汁。至今回想起来，当时的我倒是有那么一种"神农尝百草"的感觉，但从侧面也反映出当时百姓缺乏医学常识和滥用药物的残酷现实。

我的咳喘病不仅没有治愈，而且反复发作，逐渐加重，最后严重到让我无法继续正常学习和生活，那正是我读高中的时候，爸爸终于放弃了对偏方的信任，长途跋涉，带我到了离家200千米以外的当地最好的医院。呼吸科专家简单询问了病史，仅做了一个检查，就确诊我的咳喘病：支气管哮喘。医生为我开了吸入型激素治疗的处方，不到一年时间，伴随我近10年的咳喘症状竟奇迹般地消失了。

已记不清是在被确诊的那一刻,还是在确诊后回家的路上,抑或是在第一次雾化给我带来轻松呼吸的那一瞬间,我就在心里埋下了报考医学院校的愿望。但可以肯定的是,这个愿望同时也是郑重的决定——我要成为一名医生。

疾病与死亡,是人生必然要经历又无法摆脱的过程。多年的顽疾让我发现,比卧病在床更令人绝望的是对疾病的一无所知,那种恐惧正如杜甫在《登高》中所说的"万里悲秋常作客,百年多病独登台"那般。也正因为经历过这样的恐惧,我才坚定地踏上了漫漫学医路。在从医的历程中,我发现通过自己的努力,可以为更多的患者消除类似的恐惧,这又让身为医者的我多了一种成就感和使命感。

医路艰辛!大多医者至少需要经历5年的大学时间苦读,继而攻读硕士、博士。医者,注定忙碌:查房,出诊,科研,教学……然而,正是那种庄严的使命感和荣耀的成就感,为漫漫医路上的我们注入了源源不断的动力。

自成为医生的第一天开始,我就在心里许下了一个愿景:让天下百姓尽可能地了解医学、了解自己的身体,少走求医弯路。而今,从医十年有余,在有限的业余时间内,将我之所学用最浅显易懂的语言,为广大读者献上这本心脏病科普读物。惟愿以己绵薄之力,助全天下百姓健康幸福!

探秘心脏及血液循环系统

    每个心内科医生都会遇到患者这样的疑惑:冠心病是心脏病吗？瓣膜病与心脏病有何关系？什么是心血管疾病呢？诸如此类问题,在医生眼里,简单得不能再简单。但换个角度,想让不懂医学的百姓去理解,真的颇有难度。如要解决这些疑惑,了解常见的心脏病知识,需从最基本的心脏及血液循环系统的解剖结构说起。

    早在2000多年前,祖国医学经典巨著《黄帝内经》就有"诸血皆归于心""经脉流行不止,环周不休"等论述,说明我国古代人民对血液循环早已有一定的认识。

    在西方国家,被誉为"现代医学之父"的希波克拉底提出了"四体液学说",认为血液、黑胆汁、黄胆汁和黏液维持着身体的平衡,如果其中一种体液过量了或者平衡被破坏了,就会产生疾病。但在希波克拉底时代,医学家们认为"动脉"是气管,而"静脉"则是内含血液的血管,这说明当时他们尚未完全弄清楚心脏和血液循环系统的解剖结构。

　　生于公元前384年的亚里士多德（Aristotle）是动物学的创始人。他在《动物志》中说："所有动物的血液都在它们的血管中流动，并且通过搏动传到全身。"在他看来，心脏是生命的源泉，是人类灵魂和智慧的中心，血管依赖着心脏依次搏动，而大脑的作用仅是分泌黏液和冷却血液。

　　随后，亚拉山大城诞生了一名伟大的医生——埃拉西斯特拉图斯（Erasistratus），他是当时最优秀的解剖学家之一。他认为，人体中有三种管道——静脉、动脉和神经，三者相互交织而构成各种器官，但动脉里并没有血液，只是传送气体的管道，呼吸也只是用于更新气体。虽然埃拉西斯特拉图斯的循环理论是错误的，但是他提出了有关动脉、静脉等的想法，而且他实施了人体解剖术，并把解剖数据应用于病理学中。

　　到了中世纪的罗马帝国，"实验生理学教父"盖伦（Galen）认为，动脉血管中流淌着血液，而不是以往认为的"气"，他颠覆了以往埃拉西斯特拉图斯等医学家们的观点。盖伦解剖活体动物，暴露其身上的一段动脉血管，两端用线结扎后在中间切开，结果发现血管里流淌的是血液，并通过这个实验证明了他的想法。他认为，心房是静脉血管的延续，而心脏则由两个心室组成，血液通过两个心室之间的小孔道直接流通。肝脏将由食物变成的"乳糜"转化为暗红色的静脉血，滋养全身器官。其中，部分血液通过肺动脉进入肺，在这里排出"烟气",部分血液通过心室之间的小孔道进入左心室,并与肺动脉从外界吸取的"元气"相遇结合成鲜红的动脉血,分布到全身各处。遗憾的是,盖伦对血液循环系统的理解是错误的,他否认血液是循环的,认为血液只是由食物在肝脏转化而生,并在流至全身的过程中消失殆尽的。

在当时的社会,宗教统治一切,禁止进行人体解剖,像盖伦这样伟大的科学家能做出如此推断,纵使有所谬误,也已难能可贵了。

而真正对血液循环系统的理解作出突出贡献的人物,非威廉·哈维(Harvey,1578—1657)莫属。哈维认为心脏具有泵血功能,是整个血液循环系统的动力源泉。这在 1628 年 *The Motion of the Heart and Blood*(中文译作《心血运动论》)一书中有所提及。

"血液从右心耳(心耳目前已改称为心房)流入右心室,从右心室经两肺后至左心耳,然后流入左心室和主动脉,由此达至遍布全身的动脉,经过组织流入静脉,再由静脉返回心脏基地。"

由此可见,哈维的理论为我们之后对血液循环系统的近代理解提供了重要的理论基础,但他并未解释动脉和静脉是如何相通的。1661 年,意大利解剖学家马尔切洛·马尔皮吉(Marcello Malpighi)终于解答了该疑问。他在利用显微镜观察青蛙的肺部和肠系膜时发现,当血液从动脉流至静脉时,不是通过组织中一些模糊的腔隙,而是通过动脉和静脉之间极为微小的、网状的血管连接在一起的,也就是现在所谓的毛细血管。

　　直至近代,随着解剖学技术的飞速发展,医学家们才逐渐揭开了谜底:血液循环系统是血液在体内流动的通道;而心脏则是推动血液流动的核心动力器官,它的每次搏动都将心脏内的血液推送至全身各处。

　　正常人的心率为60～100次/分钟,按平均70次/分钟来计算,意味着在一天时间内,心脏将持续有力地搏动10.08万次。正如哈维时代所描述的那样,心脏好像一台不知疲倦的"泵",不停地进行收缩－舒张运动:在收缩时,将鲜红的、富含氧气的动脉血通过主动脉输送至全身各器官,而后在毛细血管网交换变为暗红色、低氧含量的静脉血;在舒张时,全身的静脉血回流到肺循环,进行血氧交换,转变为动脉血,如此循环下去。

　　那么功能如此强大的

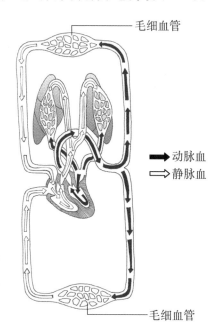

毛细血管

➡ 动脉血
⇨ 静脉血

毛细血管

(周雨童作画,未经允许,谢绝转载)

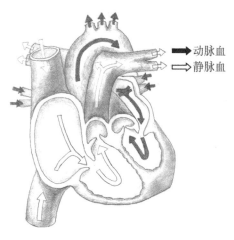

→ 动脉血
⇨ 静脉血

（孙诗竹作画，未经允许，谢绝转载）

心脏是如何构成的呢？

为了便于理解，我们常把心脏比作一间四居室的房子（即左、右心房和左、右心室），由"墙壁""下水管道""电路系统"及"窗户"等结构组成，而对应的解剖结构是心肌、血管、电传导系统及瓣膜。如果"墙壁"坏了，则意味着心肌出现了问题，如心肌病、心肌炎、心力衰竭等；如果"下水管道"不通畅，则意味着冠状动脉狭窄，会发生心绞痛、心肌梗死等；如果"电路"断路或搭错"电线"了，则意味着会出现心律失常，如房室传导阻滞、心动过速等；如果"窗户"出现问题，则意味着会出现心脏瓣膜疾病，如瓣膜狭窄或关闭不全等。

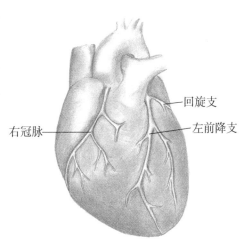

回旋支
右冠脉　左前降支

（张兆曦作画，未经允许，谢绝转载）

心脏的结构如此复杂,给临床诊断带来了不少麻烦,至今没有一项辅助检查能完美解决所有问题。比如,心电图可以轻易发现"电路"的问题,常用于诊断心律失常;心脏超声擅长于探查心脏的框架结构,往往可以发现心肌、瓣膜等结构的异常;而冠状动脉造影术则是检查"下水管道"的专家,被认为是诊断冠心病的"金标准"。所以说,针对心脏疾病的辅助检查并非越贵越好,而应根据不同的病情特点,选择最合理的检查项目。

以上内容介绍了心脏和血液循环系统的发展历史和结构特点,旨在让不懂医学的百姓初步了解心脏病相关的基础知识。在后面的章节中,我会为大家介绍一些常见的心脏疾病(如冠心病、心律失常等)的诊疗方法、认识误区等,希望能给您带来与众不同的关于心脏病的科普知识。

第二章

探索心脏里的『下水管道』

一张心电图报告引发的恐慌

志峰是我的台球好友,我平时空闲下来,总会叫他一起打几局。

一个夏日的午后,天气热得让人心烦气躁,我拨通了志峰的电话:"哥们,这天太热了,咱们打台球,之后乘乘凉去!"

"哦……不想去了。"电话那头,志峰有气无力地回道。

志峰和我结缘于台球运动,性格爽朗,身体健硕,浑身都充满着健康和正能量的气息,因为是同龄人,和他总有谈不完的话。他是个乐天派,"做人要乐观"是他的口头禅。他同样热衷于台球运动,每约必应,从没拒绝过我的邀约。

"哥们,怎么了?"我问道。

"惠,正要给你打电话呢。我……我……我得病了!"志峰声音低沉,吞吞吐吐,没有一丝往日的乐观:"是老年人才会得的病……"

往日的志峰,谈笑风生,骨子里有着永不言败的精神,我头次遇到他现在这样的状态,心里想到了事情的严重性。

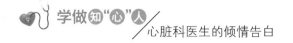

"兄弟,怎么回事,快跟我说说?"我急忙问道。

"最近一段时间,我一直胸闷、心慌,心脏突突跳,精神越来越差。我怀疑心脏出了问题,就到家附近的社区做了个心电图检查。果不其然,大夫说,我的心电图有问题,可能是T波或是ST段的,反正就是有问题,我心肌缺血了。大夫说,这是冠心病……这是老年慢性病啊……"他说话的声音越来越小。

"别着急,志峰。赶紧过来,把心电图带着,我先帮你看看。"

在过去,说到冠心病,的确是老年人的"专利",鲜有年轻人患病,但随着社会工业化进程的不断发展和人们生活水平的逐渐提高,冠心病的发病年龄也逐渐朝着年轻化的趋势发展。罹患冠心病的年轻人通常有如下几个特征:肥胖、吸烟、有冠心病家族史、不爱运动。志峰,才30岁出头,不吸烟、不好酒、爱运动,我实在没想到他会患上冠心病。

不到10分钟,志峰就满头大汗、上气不接下气地跑来了!

"这么快速度跑过来,你难道没有胸闷、胸痛和心慌的感觉吗?"我问道。

"一想到你能给我治病,我好像没那么严重了。反正,一路小跑过来,没有一点儿问题。"说话间,志峰就把心电图塞给了我。

在心电图的右上角,有一条结论:窦性心律、T波异常,考虑心肌缺血。"你看,真的是心肌缺血!"志峰向我哭诉。

"别慌,跟我说说你的具体症状吧。"我问道。

志峰的身体向来很好,可他公司的运营当时出了点状况,不得不天天熬夜、东奔西跑,饮食也不规律,不经意间才发现胸闷、胸痛、心慌的症状。他越担心自己的身体,反应就越大。

我继续问:"这个毛病,是不是与运动没有关系?持续时间是不是时长时短?"

"你怎么知道的?"志峰疑惑地问道:"对啊,有时几分钟,有时会持续几个小时。犯起毛病来,不管是在运动状态还是不在运动状态;有时犯病了,运动后反而能减轻呢……"

"好了,我知道了,"没等他说完,我直截了当地告诉他,"你这不是心肌缺血,也不是冠心病,完全不必担心。"

"啊?为什么啊?心电图报告上不写着心肌缺血吗?什么是心肌缺血?什么是冠心病?为什么我的心电图报告有问题,却不是心肌缺血呢?"听完我的结论,志峰如释重负,显得很兴奋,却又迫不及待地提出了一长串问题。

"看你急的,请少安毋躁,慢慢听我说。"我回道。

事实上,类似志峰这样的患者屡见不鲜。很多人仅因为有胸闷、胸痛等症状,加上心电图的特殊形态变化,如 ST 段压低、T 波低平或倒置(多见于真正的心肌缺血),就被戴上了"冠心病"这顶沉重的大帽子,其实不然。那么,到底什么是心肌缺血,它与冠心病又有什么关系呢?

在讲述这个概念之前,先讲讲冠状动脉。冠状动脉是专门负责给心脏供血的动脉血管,起自于主动脉,像树根一样向左、右两端逐级分支,并分布于心肌表面。从正面看,其如同欧洲古代帝王的皇冠形状一样覆盖于心脏表面,故命名为冠状动脉(以下简称冠脉)。

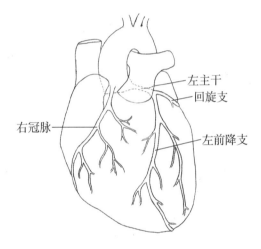

左主干
回旋支
右冠脉
左前降支

(张兆曦作画,未经允许,谢绝转载)

健康人的冠脉管腔是通畅的,以保证富含氧气和营养物质的动脉血可以畅通无阻地滋养心肌细胞,来维系心脏正常的泵血功能。而保证管腔通畅的关键之一是拥有健康完整的血管内皮:它相当于一层保护膜,紧紧地附着于血管内壁,将血管壁和血液隔离开来,防止血液中的"坏胆固醇"破坏血管壁。

然而,血管内皮并非坚不可摧。人的年龄越大,血管内皮越脆弱。高血压、高血糖、吸烟及肥胖等因素还能加速血管内皮层的破坏。与此同时,血液中的

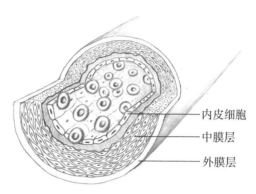

内皮细胞
中膜层
外膜层

(张兆曦作画,未经允许,谢绝转载)

"坏胆固醇"——低密度脂蛋白胆固醇乘虚而入,沉积在管壁内膜中形成脂质条纹,后者逐渐演变成粥样硬化斑块。而这个斑块就是心肌缺血的"元凶"!

试想一幅优美的画面:秋高气爽,长长的河道,岸边一望无际的金色稻田,由于河水不断地滋养,水稻长势喜人;但如果天公不作美,如此美好的平衡状态就被破坏了:稻田上游,河水被截流了,水稻会是什么命运?如果截流的面积较小,水稻或许会继续成长;但随着截流面积的不断加长,水稻得不到充足的水分,生长速度势必受到影响;如果河水完全被中断,则水稻会枯萎、死掉。

正如上述比喻,水稻是心肌细胞,河道是心脏的冠状动脉,河水则是冠状动脉内流动的血液。在正常情况下,充足的动脉血会不断地滋养着心肌细胞,让其发挥正常生理功能。但是,如果冠脉血管被粥样硬化斑块截流后,导致不能提供充足的血液,

就会发生心肌供血不足,即心肌缺血,而这种疾病被称为冠状动脉粥样硬化性心脏病(简称冠心病)。换言之,绝大多数的心肌缺血是由冠心病导致的。

在一般情况下,当冠脉狭窄达到50%～70%的程度时,患者因过度劳累、情绪激动、心动过快,会发生胸痛、胸闷等心肌缺血的症状,即心绞痛。此时,如果停止活动或者含服硝酸甘油,则胸痛会明显缓解。但如果冠脉被完全闭塞,则心肌细胞会因为血液供应中断而缺血坏死,此时就是急性心肌梗死。在这种情形之下,即使停止活动、含服硝酸甘油,也不会有明显的效果。

说到这里,志峰恍然大悟,他终于明白冠心病与心肌缺血的关系了。

(张兆曦作画,未经允许,谢绝转载)

在跟志峰解释心电图问题的过程中,我着重强调了以下观点:心电图固然是诊断心肌缺血的简单且有效的"神器",但仅凭一张心电图的T波异常和ST段改变是很难确诊冠心病的[1]。

---

[1]普通常规心电图的作用和发展史将在后续的"心电图三剑客"中做进一步阐述。

一般来讲,慢性心肌缺血往往会影响患者的活动能力,剧烈、持续的活动一般会引起患者不适,如常见的胸痛、胸闷等心肌缺血症状。

"首先,你手中的心电图并非典型的心肌缺血图形。更为重要的是,你在快跑或剧烈运动后没有出现任何心脏不适症状。况且,你年轻,没有冠心病的危险因素,你的冠心病从何而来?"我用肯定的态度对志峰说:"放一百个心吧,你肯定没有冠心病,该干吗干吗去吧。不过,一定要保证好好休息,切忌过度劳累。放心吧,不出3天,你一定会好起来的。"

果然不出所料。次日一早,志峰就给我打电话,告诉我,他一觉醒来,感觉自己精力爆棚,又恢复到以前的状态了。其实,他根本没有患上任何心脏病,只不过是因为工作和精神压力过大而引发的一系列不适症状罢了。

📋 心电图三剑客

1. 普通常规心电图

普通常规心电图是最常用的心脏病检查依据,其检查的花费少(约20元),操作过程简单,数分钟即可完成。检查时,患者平卧在检查床上,裸露前胸、手腕、脚踝用于连接导联电极和夹子。其中,前胸6个导联球,手腕和脚踝共4个导联夹子,因能同时记录心脏12个方向的电流图形,故又被称

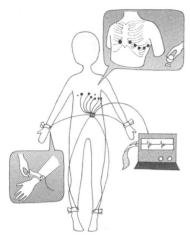

（周雨童作画，未经允许，谢绝转载）

为"12导联心电图"。在诊断心肌缺血时，有时需要加做右胸、后背共6个导联球，此时又称为"18导联心电图"。

小小心电图能为医生提供快速、有效的临床诊断依据，真正发挥了"以小搏大"的功效。但心电图的发明却经历了百年沧桑。

我们可以从字面角度去理解"心电图"的含义——心脏、电流、图形，即由心脏产生电流而形成的图形。

18世纪，美国科学家富兰克林发现两个物体相互摩擦后可以起电。约一个世纪后，在1842年，法国科学家玛德希（Mattencci）发现心脏存在电活动。30年后，缪尔黑德（Muirhead）记录了由心脏电活动而产生的信号，这也是心电图的原始雏形。至此，心电图成了可以记录和发现心脏电活动紊乱的最直接工具。直至1887年，英国科学家奥古斯塔斯·沃勒（Augustus Disire Waller）应用Lippman毛细血管静电计，在人体体表记录了人类历史上的首份心电图。但是，因为汞的重力作用，这种仪器并不能应用于临床。

1895年，荷兰籍生理学家威廉·埃因霍温（Willem

Einthoven）开始了心电图的研究工作。1903年，他成功研制了弦线式电流计，描述了因心肌兴奋而形成的波形，由此开创了体表心电图记录的历史。因为此项发明，埃因霍温获得了1924年的诺贝尔医学或生理学奖，并被冠以"心电图之父"的美誉。

埃因霍温在颁奖典礼上说，心脏病科学进入新的篇章，它不是靠一个人的工作，而是由许多天才的科学家超过了任何政治和文化的藩篱，潜心钻研而成的。他们在世界各地为科学的进步，并最终为造福于深受病患折磨的人们，贡献了全部的精力。

的确如此，医学的发展和进步，离不开科学家们的努力和贡献。心电图机在发明之初，体积庞大，重约600磅（1磅≈0.45千克）；1920年，出现可移动式心电图机；1928年，心电图机的体积缩小到可放入皮箱内。经过约90年的发展后，今日的心电图机日臻完善，体积如同电磁炉盘，移动方便，不仅记录清晰、抗干扰能力强，而且具备自动分析的诊断功能。

心电图都有什么功能呢？

（1）诊断心律失常。心律失常患者一般会有心悸、心慌的症状，只要在发作时检查心电图，捕捉到异常的电流信号，即可明确诊断。不过，遗憾的是，心电图只能记录数十秒的心脏电流情况，如果在检查期没有发病，检查结果可能完全正常。因此，医生常常会让患者做动态心电图检查：随身携带一个如同手机移动电源大小的便携式数据终端,患者称它为"小黑匣",它会24小时不间断地进行心电图检查,可以全天候监控心律变化,发现可能出现的心律失常。

(2)诊断急性心肌梗死。急性心肌梗死,即最严重的、急性的心肌缺血类型。当发生急性心肌梗死时,心电图会出现T波对称高尖、ST段抬高、Q波形成等特殊的形态学变化。因此,对于疑诊心肌梗死的患者,首要的检查是进行心电图检查。值得注意的是,在发生急性心肌梗死时,心电图呈动态性变化:在不同时刻,心电图亦会有不同的图形表现;有时,部分患者发病早期可能并不会出现上述典型的特殊变化。因此,当医生怀疑某患者患急性心肌梗死时,往往会间隔一定的时间多次复查心电图,一方面帮助明确诊断,另一方面帮助分析心肌梗死的发生部位。

一般情况下,医生通过分析患者的发病症状,结合心电图特点,能确诊大多数的急性心肌梗死。

(3)诊断心绞痛。心绞痛即最常见的心肌缺血类型,多为慢性发病。当心绞痛发作时,心电图亦会出现ST段压低、T波异常等变化。但需要注意的是,ST段压低及T波异常并不一定是心肌缺血,高血压、药物、电解质浓度等因素都能引起ST段的变化,甚至健康正常人亦有可能出现轻度的ST段和T波的变化。就像上文故事中的主人公志峰,他的心电图检查结果提示"T波改变",但医生是不能仅凭那张心电图就将其确诊为冠心病的。

现如今,普通常规心电图已为人们所熟知,但鲜为人知的是心电图这个大家族还有很多成员,如动态心电图、心电图运动负荷试验,我将这三者戏称为"心电图三剑客"。其中,后两者弥补了普通常规心电图的不足,进一步提高了心电图的诊断功能。

2. 动态心电图

有的患者说:"我经常犯心慌的毛病,可是一到医院,却什么毛病也没有检查出来,心电图检查结果也都是正常的。"遇到这种情况应该怎么办呢?

的确,很多心律失常是间歇性发作的,如期前收缩(民间也称早搏)、阵发性心动过速等,它们静若处子,动如脱兔,发作有时转瞬即逝,有时持续数小时、数天或更长时间;在发作间歇期,心电图检查结果可以完全正常。但如果患者在家里发生心律失常了,又不能及时检查心电图,这样就很容易因漏诊而错过最佳治疗时机。因此,医生在利用心电图诊断心肌缺血或心律失常时,讲究的是"动态性"的变化,即发病前、发病中和发病后的动态演变,仅凭一张心电图,多数时候无法明确诊断。

那么如何捕捉心电信号的连续性变化呢?最大的功臣非美国科学家Norman Jefferis Holter莫属了。

动态心电图,又称 Holter 心电图,这是为纪念它的发明者美国科学家 Norman Jefferis Holter 而命名的。1914 年 2 月 1 日,Holter 出生于蒙大拿州的一个小镇,在家乡读完中学后,他于 1931 年到洛杉矶初级大学化学系学习并取得学位。毕业后,又到加州大学卡罗尔学院学习。在校期间,Holter 就开始进行生物电学技术的相关研究,包括青蛙肌疲劳试验等。1939 年,Holter 在芝加哥大学读研究生,与加州大学的 Gengerelli 博士共同开展青蛙肌神经研究。8 年后,Holter 和 Gengerelli 尝试将生物遥感技术应用于记录人体心电图和脑电图,最终于 1961 年 7 月 20 日在著名的《科学》(Science)杂志上发表了论文——《心脏研究新方法》,标志着动态心电图技术的诞生。次年,首批动态心电图机面世。

由 Holter 发明的首批动态心电图机,体积犹如钢琴一样。如今,动态心电图机已发展到像手机的移动电源一样大小,不足半斤重(1 斤=0.5 千克),便于携带,可同步监测患者 24 小时甚至更长时间的心电信号。在记录期间,如果发生过心律失常,心电信号就会自动记录在储存卡内。医生取卡后,利用电脑软件进行分析后即可得出结论。

所以说,这样一部可以随身携带的心电图机可以不间断地记录心电信号,可将曾出现过的异常心律"一网打尽"。

3. 心电图运动负荷试验

众所周知,常规心电图是在人体平卧的状态下进行检查的,反映的是人体在休息时的心电信号。而当人在运动时,心电图的波形是否会发生特殊的变化呢?

这个疑问早在 1908 年就得到了解答。Willem Einthoven 发现,人在运动后,心电图会发生 ST 段改变。1928 年,Feil 和 Siegel 发现运动可以诱发心绞痛,与此同时,心电图会出现 ST 段压低和 T 波改变。从那时起,科学家们才逐渐开始将"运动""心绞痛"和"心电图 ST 段压低"等变化联系在一起。他们发现,心绞痛一旦发作,心电图上就会出现明显的 ST 段压低、T 波高尖等变化。在运动时出现胸痛症状并且心电图的 ST 段压低了,意味着可能患上心绞痛了。

直至 1932 年,这个设想才得以实现:Goldhammer 和 Scherf 提议将心电图运动负荷试验用于明确心绞痛的诊断。但是,在诊断心绞痛方面,心电图运动负荷试验也有所局限。该检查更适合于检查稳定劳累型心绞痛,不适用于不稳定型心绞痛的检查。即便是稳定劳累型心绞痛患者,也约有 30% 的漏诊率。在多数情况下,医生更喜欢通过心电图运动负荷试验去筛查那些疑诊有稳定劳累型心绞痛或者患病可能性小的健康正常人。

另外,在心电图运动负荷试验中,患者需要做较为剧烈

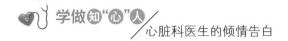

的运动以增加心脏的负担,这样就可能诱发一些心律失常的表现。因此,该方法也用于诊断一些与运动相关的心律失常。

"工欲善其事,必先利其器。"医疗仪器是人造之物,是人类用来证实和表达自己想法的工具,择其优势所在是医生的工作。正如唐代诗人贾岛的《剑客》所言:"十年磨一剑,霜刃未曾试。今日把示君,谁有不平事?"在诊病过程中,医生是永远的主角,通过精准的病情评估,充分发挥"心电图三剑客"的威力所在,才能明察秋毫,将多数心律失常、心肌缺血"绳之以法"。

牙痛启示录
——牙痛也是心绞痛?

2007年,我的心内科医生执业生涯正式开始,所在医院为本市一家三甲医院,冠脉介入技术方面在当地也有绝对的优势。刚刚成为"惠大夫"的我,有种壮志凌云的豪迈——"若干年后,全国心血管疾病领域的'大咖',舍我其谁!"然而,一个牙痛的病例,给我上了生动的一课:没有辛苦的学习和努力,想成为"大咖",休想!

病房新入了一名患者,60岁左右的男性,有多年的高血压病史,近期头痛、头晕症状加剧。我仔细翻看患者的基本信息和病志首页后,开始查房。

"大爷您好,我是您的管床医生。"我来到患者床头,面带微笑地说。

"哦,麻烦您了! 大夫,我头痛得很厉害,还迷糊,不想吃任何东西。"他眉头紧锁,声音很小,满怀期待地回道。

"放心吧,"我紧握着他的双手,信心满满地说,"你现在要做的就是好好休息,配合治疗,剩下的都交给我。"

部分高血压患者会有头痛、头晕的症状，只要血压回落到正常水平，症状就会明显减轻直至基本消失。根据这个患者的主诉和症状，我判断，通过合理的药物搭配，血压完全可以控制。

随后的几天，常规检查结果逐项回报，跟我的判断差不多，持续治疗使血压逐渐回落，头痛、头晕症状也随之明显改善了。

"大爷，怎么样？头还痛吗？"查房的时候，正赶上患者从开水房打水回来，他好像生怕错过了查房的时间，走得很急。

"头真是不痛了，也不晕了，实习医生这几天给我量血压，都是正常值了。"说到这里，他停顿了一下，欲言又止的样子。

"怎么了？还有哪里不舒服，您跟我说。"

"哎……我就是不想麻烦您，可是……能不能帮我找个大夫看看牙？我这牙啊，痛了有一段时间了，时不时地发作，牙科诊所的大夫看不出来毛病，给开了消炎止痛药，可是一点作用都没有。"他捂着脸，但却好像找不到究竟是哪一颗牙齿在痛，手在腮帮子上来回变换停留的位置。

"哦，原来是牙痛啊，我这就联系口腔科医生检查下，您先休息会儿。"我想当然地认为，既然是牙痛，就找口腔科医生会诊吧！

半个小时后，我就帮这位患者约了口腔科医生做检查。

经过仔细检查,口腔科的同事并未找到患者牙痛的确切病因。

"我这牙痛也挺奇怪的。别人牙痛都是喝凉水、吃酸辣的时候痛,一痛好几个小时。我和他们不一样,我的牙痛往往是在快步走或者干活累了以后才发作,时间也不长……"

听到这里,我突然有种不好的感觉,职业习惯使我对不明原因的疼痛总是保持警惕而谨慎的态度。回到办公室,我一直在回想他的话"快步走""干活累了";还有,查房时,他提着热水瓶急忙赶回来的样子……也就是说劳累后发病、休息后缓解,难道这是心绞痛的另外一种表现形式?我决定为他急查一个心电图运动负荷试验,来佐证我的判断。

对于普通的心电图检查,大家一定不陌生,很多人做过:受检者仰卧在床上,将导联端固定到受检者的手腕、脚踝和胸前,将另外一端连接到主机上,半分钟内即可取出报告。

而所谓的心电图运动负荷试验,导联连接的方式与普通心电图一样,用导联端连接人体和计算机终端分析系统,只不过受检者不是仰卧,而是要在类似跑步机的运动平板上慢跑,最终得出运动时的心电图图形。此方法方便易行,费用较低,广泛应用于心绞痛(特别是稳定劳累型心绞痛)的诊断。如果患者在运动时出现了胸痛、胸闷等症状,同时,心电图发生ST段明显下移,则认为患者极有可能患上了心绞痛,也就是所谓的阳性诊断。

患者的检查结果很快就传输回来了，果然是阳性的！经过上级医师指导，我们为这位患者做了冠脉造影检查，结果显示其心脏右侧的冠状动脉发生了约90%的重度狭窄！后来，这位患者经过冠脉介入支架治疗，很快康复出院了。

当然，他牙痛的毛病也再没有犯过了。

事后，我有针对性地请教了前辈，查阅了心绞痛的相关文献资料。前文中提到的心绞痛，其实是描述心肌缺血时的一个概念，换言之，心绞痛只是心肌缺血时的症状表现之一。在心肌发生缺血后，人体内会有一些代谢性变化，心肌内聚集了过多乳酸、丙酮酸等物质，刺激心脏的自主神经系统，信号传入大脑后就会产生疼痛感，即心绞痛。

追溯历史，最早对心绞痛的经典描述是在1768年，英国著名的内科医生威廉·赫伯登（William Heberden）观察并分析了20名有胸痛症状的患者，将这种症状称为"突如其来的胸部压迫感"。其实，在此前100多年，英国政治家爱德华·海德（Edward Hyde，1609—1674）就在回忆录中讲述了他父亲饱受折磨的病痛，只不过当时没提及"心绞痛"这个词。

现在我们已经知道，典型的心绞痛常以心脏区域（如左乳附近的心前区、胸骨后）的闷痛、压榨痛或烧灼样痛等为表现形式，一般在劳累或运动后发作，每次持续数分钟不等；发病后，如停止运动、略微休息或含服硝酸甘油后，症状能有效地得到缓解。

　　但在不断的临床实践中,我们发现,并非每位心绞痛患者都会出现典型的胸痛症状。比如,本故事中的主人公,他没有胸痛症状,取而代之的是牙痛。不过,他牙痛的症状比较特殊——劳累时发作、休息后可以缓解,再结合其个体基本情况进行诊断,即所谓的冠心病易患因素:年龄＞45岁的男性,有多年的高血压、高脂血症病史。因此,这种特殊的牙痛也是另一种"心绞痛"。

　　当然,不典型的心绞痛症状不仅仅发生在牙齿上,还可以发生在人体的其他部位,如后背部、腹部等。现在认为,上至下颌、下至脐部的身体部位的疼痛,都有可能是心绞痛的反映。本故事中的患者真的很幸运,如果他不及时向我反映他的症状,牙痛倒是小事儿,突然演变成急性心肌梗死就悔之晚矣了。

　　这是我临床工作初期的一个真实病例,也是我至今记忆犹新的一个。在这里引用,旨在为读者科学普及疾病的相关信息,以期更多的人能科学面对疾病,并有效、及时自救。

　　同时,这个病例也让我时常自省,不能错过或者忽视患者的任何症状及所提供的任何一个主诉,哪怕是微小的细节。努力钻研医学,力求以仁心和妙手解除更多病痛,成为一名真正的医学"大咖"。

午夜凶铃之会诊记

春节,是中国人的大日子,包饺子、放烟花、贴对联,好不热闹。我也一样,特别喜欢在严寒的冬日里和爸妈围坐在饭桌前,吃着热腾腾的饭菜,看着春节联欢晚会,感觉那才是一年中最温暖的日子。

可对医生来说,团聚的春节却成了一种奢求。记得从上班开始,从未休过一次完整的春节,2015年羊年春节亦不例外。

农历腊月二十九,偶尔的鞭炮声提醒我,除夕将至。夜班,依然忙碌。大家都知道,中国人不愿意在过年期间看病,尤其是春节,因为"不吉利"。所以,来看病的、住院的,一般是较危重的患者。

晚上一接班,查房、下医嘱、大小会诊数次,忙得不可开交。晚上11点多,吃完一碗康师傅泡面,泡上钟情的正山小种茶,斜靠在椅背上,刚要喘口气,就接到急诊医生的电话。午夜的电话铃声,总会让人感到不安,特别是在昏昏欲睡的时刻,我们戏称之为"午夜凶铃"。

"惠大夫,过来帮忙看一个病号,根据心电图的特点,高度怀疑是急性心肌梗死,心肌酶指标也高了,"急诊的雄哥在电话中向我简单讲述了患者的病史,最后又补充了一句,"一定要快,这个患者才21岁。"

我在心内科工作十余年时间,接诊的急性心肌梗死患者数以千计——年龄上至百岁高龄,下至三十来岁。总体来说,年龄越大,发病风险越高。有关研究证明,男性＞45岁、女性＞55岁,是冠心病的主要危险因素之一。

但现如今,冠心病已非老年人的"专利"了,我国的冠心病人群正朝着年轻化的态势发展。在这位患者之前,我接诊过两例30岁刚出头的急性心肌梗死患者,而这位21岁的年轻人,难道真的会是心肌梗死吗？难道要刷新我的接诊纪录？

不管怎样,快去会诊,一探究竟。噌噌噌,一路小跑就赶到了急诊科。急诊科人潮涌动,医护人员匆忙的脚步声、患者痛苦的呻吟声、监护仪"滴滴"的提示声,让急诊科的气氛显得格外紧张。我穿过熙熙攘攘的人群,找到接诊的雄哥。

"你这也太快了。"雄哥说。

"必需的嘛,'午夜凶铃'一响,咱必须得提起百分的精气神儿啊。"说话间,雄哥已把我带到了患者身边。

小伙子平卧在急救床上,体形壮硕,身高约1.8米,体重

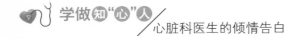

百余公斤（1公斤＝1千克），头发凌乱，发鬓间隐约可见流过的汗渍，可见经历了持续性胸痛的折磨，他明显已经疲惫不堪。

"小伙子，我是心脏科的惠大夫。你别紧张，也别着急，我问你什么，你回答什么就可以了。"我握着他的手，问道，"你多大年龄了？"

"21岁了。"小伙子声音很小、底气不足，声音中透露出焦虑。

接着，我继续问他的病情。原来小伙子在此前3天就已发生过胸痛，因为每次发作的持续时间较短，并未太在意，当晚胸痛症状再次加重，实在无法耐受，才让父母陪同来就诊。

我打开心电图报告："窦性心律，下壁导联ST段明显抬高，侧壁导联ST段对应性压低。"在前面的故事中，我已提到过心电图与心肌缺血的关系，仅凭一张心电图来诊断心绞痛往往不那么可靠，但在诊断急性心肌梗死时，心电图却是利器，简单易行、费用低廉。在发生急性心肌缺血时，心电图上对应的导联会出现ST段抬高、Q波形成等特殊的变化，提示心肌有缺血性损伤，有经验的心脏科医生通过询问患者病情，再结合心电图特点，就能确诊绝大多数的急性心肌梗死病例。

可是，小伙子太年轻了。是急性心肌梗死吗？是否会是其他疾病呢？无数个疑问在我心中盘旋。

患者有时很难理解，医生为什么啰啰唆唆地问病史、做体格检查、辅助检查，其实主要目的就是为了鉴别诊断。比如说，单单胸痛的症状，就至少有 10 种以上的病因，如心脏病、主动脉夹层、肺动脉栓塞、胃病甚至肿瘤等。医生要从千种万种的可能性中，揪出致病的"真凶"。

患者年龄小，在向本人解释病情的时候，我更多的是针对患者家长。我告诉孩子家长，首先考虑的诊断是急性心肌梗死，另外需要与心肌炎、心包炎等这些容易引起年轻人发生胸痛的疾病相鉴别。无论如何，要明确诊断，最好的办法就是冠脉造影检查。

家长的表情凝重，带着几分狐疑："我儿子以前身体很健康，怎么会突然得心肌梗死呢？"

我通过最简洁易懂的语言，跟他们讲解了心脏和冠状动脉的解剖知识，提到了血管被堵的缘由——粥样硬化性斑块。"冰冻三尺，非一日之寒。"斑块从最初的肉眼都难以察觉的"脂质点"，发展到能引发心肌缺血的粥样硬化性斑块需要数年的时间。斑块一旦形成，其体积会在血管内不断膨胀、扩大。当斑块阻塞 50%～75% 以上血管面积时，人体就可能发生心绞痛的症状。然而，有些斑块是不稳定的，如同薄皮大馅的饺子，煮的时间太长，饺子馅就会破皮而出，而如果斑块破损后，会立即在管腔内形成血栓，将冠状动脉完全阻塞，导致心肌细胞供血中断，最终引发心肌梗死的相关症状。

"如果冠脉造影时证实急性心肌梗死的推断,应立即打通闭塞的血管。否则,在持续中断血流1～2小时后,绝大多数心肌会发生永久的、不可逆性的坏死,从而导致心肌收缩功能下降、心力衰竭、心律失常,甚至猝死。而目前,最有效的治疗方法,就是造影后的支架治疗……"

没等说完,家长半笑不笑地说:"支架?这么年轻能做支架吗?我儿子的病没那么重,我们不做支架……"

看着家属无动于衷的表情,雄哥也急了:"这位家长,您好好考虑一下,孩子太年轻了,如果耽误了,您可能后悔一辈子。"

到后来,倔强的家长不同意任何治疗措施,离院了……

事后的一个月后,从朋友口中得知,那个孩子由于胸痛再次发作,大年初二那天到医大附属医院就诊,并进行了冠脉造影检查,结果不出所料:心脏的右侧冠状动脉完全闭塞。最终,还是植入了心脏支架。

幸运的是,他活下来了。不幸的是,我不敢想象这个孩子以后的生活质量会怎么样,长时间缺血导致的心肌坏死,势必会影响心脏功能,结局如何,就不得而知了。

可对于21岁的心肌梗死,想想都可怕:20岁的年龄,80岁的心脏。

几十年前,人们吃不饱、穿不暖,恐惧天花、结核,鲜有人罹患冠心病、糖尿病;现如今,人们吃饱了、穿暖了,生活条件优越了,"富贵病"却也越来越多了。据《中国心血管病报告2014》统计,我国心血管疾病的患病率处于持续上升状态中,患者总数已达约2.9亿,其中高血压患者总数约为2.7亿。时隔一年,《中国心血管病报告2015》指出,我国18岁以上居民的高血压发病率已达25.2%,换言之,每4个成年人中就有1名高血压患者。目前,我国因心血管病死亡的人数占城乡居民总死亡人数的首位,农村因心血管病死亡的占比为44.60%,城市为42.51%,高于恶性肿瘤和其他疾病。

更为可怕的是,心血管疾病的发病年龄在逐渐下降。记得有一段时间,住院病房在一周内连续收治4名23～30岁的心肌梗死患者。三十而立,正是充满冀望的大好年华,实在难以让人将其与冠心病联系在一起。

为什么会这样呢,是什么因素促使心血管疾病发病年龄的年轻化呢?

首先应以"肥胖"莫属。多年前,您若有个"啤酒肚",别人会投来羡慕的目光,那叫富态,是有钱的象征。现如今,肥胖者处处可见,年纪轻轻,大腹便便,肥胖再也不是炫耀的资本。《柳叶刀》杂志的一篇文章提到,如果一个人的体重超过健康标准100磅,那么他的寿命会比预期减少10年,极度肥胖所产生的不良影响与终身吸烟相似。

是否真的会减少10年的预期寿命,我个人无法准确判断,然而,肥胖对健康的恶性影响却是毋庸置疑的。

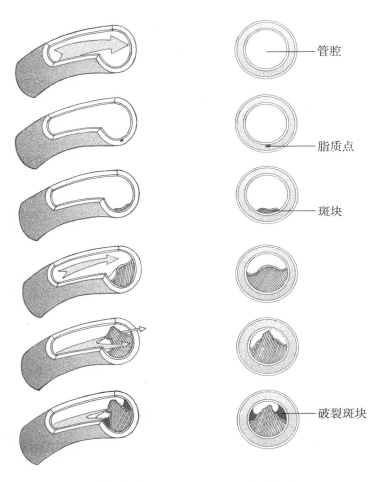

管腔

脂质点

斑块

破裂斑块

（周雨童作画，未经允许，谢绝转载）

　　1985—2010年，我国共进行了五次青少年学生体质与健
康调查，结果显示，青少年在2010年的肥胖率是1985年的
38.1倍。高级研究员彼特·麦卡洛（Peter A. McCullough）医生

在路透社专栏中称,肥胖已经超过吸烟,成为心脏病过早发作的主要原因;我们预料,女性在40~50岁的时候,心脏病发作的机会会暴增。现在看来,彼特医生的想法未免过于乐观了,因为30~40岁的青年人也已经成为心脏病的目标人群了。

对肥胖"兴师问罪"后,再谈谈香烟。据我国一项长达10年之久的心血管病危险因素的队列研究显示,吸烟是缺血性心脑血管疾病的独立危险因素,19.9%的急性冠心病事件(包括急性心肌梗死)和11%的急性脑卒中(包括急性脑梗死)归因于吸烟,而且吸烟对健康的损害不分种族、年龄和性别。在2014年全球青少年烟草调查项目中,中国共入选了31个省155117名13~15岁的学生,总体的吸烟率为6.9%;总体的尝试吸烟率为18.8%,男生的尝试吸烟率为28.9%;超过半数的学生暴露在二手烟的环境中。在临床工作中发现,罹患急性心肌梗死的年轻患者几乎个个都是烟民。吸烟俨然已经成为心血管疾病早发的最主要致病原因之一。

再者,青年的心理问题也不容忽视。英国诗人拜伦说,青年人满身都是精力,正如春天的河水那样丰富。男儿三十而立,正值当年,是社会的主力军,是家庭的中流砥柱,工作压力大,家庭负担重,正因如此,青年人更容易产生诸多不良情绪:紧张、焦虑,甚至抑郁。研究表明,长期的负面情绪可能引起心脏结构和功能的变化,从而导致心脏病发作。美国

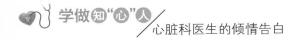

杜克大学的苏亚雷斯医生曾提出,心理因素对心血管疾病的影响不亚于吸烟、肥胖和高血压等高危致病因素带来的影响。因此,积极乐观的心态、劳逸结合的工作,是拥有一颗健康心脏的基本保证。

放眼世界百年,现代物质文明高度发展,却也给人类留下了诸多副产物——雾霾、汽车尾气、环境污染,让地球不堪重负;服用抗生素的鱼虾、化学加工的食品,让饮食不再那么安全。遗憾的是,这些问题在短时间内难以人为改变……而如今的青年一代,五谷杂粮吃得越来越少,快餐汉堡吃得越来越多;体能素质越来越差,体重指数越来越高……以往被认为是"老年病""富贵病"的高血压、高脂血症、高血糖开始"肆虐"他们健康的身躯。

只有认真对待那些我们可以控制的致病因素,保持健康积极的生活方式——控制体重、戒烟限酒、心态平和、合理膳食,才能最大限度地降低冠心病的发病率,才能将心血管疾病遏制在"摇篮"中。

紧握最后一根"救命稻草"
——心脏支架

　　从世界上首枚心脏支架诞生至今，心脏支架已挽救了无数冠心病患者的生命，为冠心病的救治事业立下了汗马功劳。现如今，"支架君"却开始饱受质疑：支架滥用论、暴利论、定时炸弹论、国外淘汰论……越来越多的百姓开始犹豫，是否应该安装支架、支架是否会损害身体健康……犹豫之间，很多患者错过了最佳的救治时机，甚至失去宝贵的生命，令人惋惜。

　　工作多年，这种案例我见过太多太多，记忆最深的是一年春节经治的一名患者。

　　跟往年一样，春节的夜班并不那么忙碌，阵阵鞭炮声，不绝于耳，我趴在办公桌上，玩微博，看大家拜年的朋友圈，尝试着把自己浸泡到"年味儿"里。

　　"铃铃铃……"急促的电话声，把我从过年的气氛中拽了出来。

　　"惠大夫，急诊科请会诊，一位女性老年患者，考虑为急性广泛前壁心肌梗死,需要急诊手术,你把手术同意书带好哈。"值班护士对我说道。

"哦,这就下去。"急性心肌梗死的救治,就一个"快"字,而且越快越好。我拿好手术同意书,火速冲到了急诊科。

医院的急诊科,总是"人山人海",好不热闹。急诊科的王医生像上满了发条的机器人,接诊一个又一个患者。

"这是心内科的惠大夫,冠心病方面的专家,您跟惠大夫说一下自己的情况吧。"王医生把我引荐给患者及家属。

老大娘65岁,胸痛已经持续了4小时,平躺在担架床上,不断地发出阵阵痛苦的呻吟声,头发花白,饱经风霜的脸上刻满了岁月留下的皱纹。因为急症,面容显得更加苍老。

老大娘有多年的高血压病史,一年前患过脑出血,幸运的是没有留下明显的后遗症。根据症状和心电图表现,初步诊断为急性广泛前壁心肌梗死。

病痛把老大娘折磨得筋疲力尽,已没有力气讲话,不过还是配合我完成了简单的病史问询。我同意王医生的建议,应立即进行介入支架手术,并准备跟家属介绍病情。

家属是一中年男人,中等身材,国字脸,戴着黑框眼镜,匆忙间,发型显得有些凌乱,"相由心生",家属给我最初的印象,让我感觉应该很好沟通。为了便于患者家属理解,我用画画的方式将冠状动脉的解剖、急性心肌梗死的发病缘由在短时间内跟他解释一番。

"惠大夫,我妈为什么突然发病了呢?"讲完后,中年男人问我,"老太太原来身体还挺好的,只是偶尔会有些胸痛……"

很多患者有这样的疑问:身体挺好的,怎么就突然心肌梗死了呢? 其实,这与引起血管狭窄的粥样硬化斑块性质密不可分。医学专家研究发现,典型成熟的粥样硬化斑块主要由两种成分构成:一种富含脂质,质软(athère,在希腊语中意为"粥");另一种富含胶原,质硬(skleros,在希腊语中意为"硬")。这也是其被称为动脉粥样硬化的缘由。这两种成分的多寡直接决定了斑块的性质。稳定的斑块固定地长在血管内,一般只会在剧烈活动和劳累后出现胸痛、胸闷等心绞痛症状。然而,斑块内的脂质成分越多,斑块越不稳定。这些不稳定的斑块就像一座蓄势待发的火山一样,不管它的体积有多大,随时可能在动脉内破溃,继而形成血栓,将冠状动脉完全堵塞,导致血流完全中断,即发生急性心肌梗死。

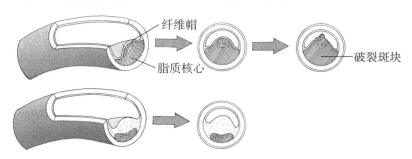

(周雨童作画,未经允许,谢绝转载)

中年男人好像明白了一些,问道:"那怎么办,大夫,应该把血管赶紧疏通疏通吧。"

"对的,当务之急,应该立即行冠脉造影检查,然后植入支架!"我直截了当地告诉他。

原以为的桥段是这样的:"没问题,都听您的,赶紧救救我母亲……"

内行都知道,我们医生最"惧怕"那样的患者或家属:对医学一知半解,似懂非懂,有自己的"主见"。而这就是其中一位。

"心脏支架? 净扯,可不能做那玩意。"患者家属瞪大着双眼(让我一度以为他患有严重甲亢),提高了 N 段分贝跟我说,"我们好几个邻居,支架做完了,病不但没好,整天气喘,还有一个做完就死掉了……"

一席话语完全颠覆了我心中他那所谓的儒雅形象,足足让我愣神 10 秒钟。"每个患者的病情不一样,临床结局也不一样,这与支架没有直接关系的。"我稳住情绪,继续耐心地说,"首先,我们必须立即行冠脉造影检查,刻不容缓! 我们要找到已闭塞的心脏血管。然后,在闭塞的部位安装支架,机械性地撑开血管,让心肌细胞重新获得血液供应。急性心肌梗死,越快越好,稍晚一分钟,就会有更多的心肌细胞坏死……"

"既然是心脏的管道堵了,您给疏通开了不就完事了吗? 为什么非要做支架?"没等我往下讲,他继续说道,"把支架放在血管里,一点好处没有,像一个定时炸弹一样,我不能让我妈妈做。现在医学这么发达,你也说了,溶栓药那么多,溶开血栓不就行了吗?有的朋友就溶栓了,我看也挺好,我要溶栓。"

患者家属所提及的"溶栓"确有其法:在静脉内注入特殊的溶栓剂(如尿激酶),能快速溶解聚集在冠状动脉内的新生血栓,费用低廉、操作简单。但溶栓治疗有诸多的局限性:其一,仅限于有适应证的急性 ST 段抬高型心肌梗死患者(急性心肌梗死还分其他类型,如非 ST 段抬高型心肌梗死等);其二,对发病时间有比较严格的要求,发病 3 小时内的溶栓效果最佳,发病时间越长,溶栓效果越差;其三,溶栓的失败率较高,即使患者症状消失、血管再通,也应在 3~24 小时进行介入治疗;其四,安全性差,有诸多禁忌证。我国《急性 ST 段抬高型心肌梗死诊断和治疗指南 2015》推荐,对于不具备支架植入术能力的医院,或因为各种原因不能快速进行支架植入治疗时,对有适应证的急性心肌梗死患者,静脉内溶栓是较好的选择。

因为老大娘的发病时间较长,且有过脑出血病史(溶栓治疗的绝对禁忌证),并不适合溶栓治疗,最快、最好的治疗办法就是在冠脉造影检查的指导下,行支架植入治疗术。

"在我们有急诊支架手术条件的医院,应选择急诊冠脉造影检查,明确冠脉病变后安装支架,开通闭塞血管,时间越快,挽救的心肌细胞就越多。有研究统计,未行支架植入治疗的急性心肌梗死患者总死亡率约为20%,而在有效植入支架后,死亡率可降至5%以下。"我再次强调了时间和支架治疗的重要性。

家属看见我一副自信的模样,貌似有所屈服。"好吧,不溶就不溶了。那我也不做支架,那东西太危险,做完也不能好。"

……

面对疾病,很多是未知数。有的感冒,不吃药、多休息就可以在数天后自愈;而有的感冒会引发肺炎,重者可因而丧命。急性心肌梗死也是一样,血管基础条件、堵塞位置等因素决定着患者的症状和预后。微小血管阻塞、血栓自溶等情况时而发生,这类患者可能不会有严重的缺血症状,甚至全然不知。但若主支血管发生持续性的闭塞,势必会影响心脏功能,引发严重的并发症。

我接着对家属说:"心脏的血管网,好比一棵大树,您如果把树梢的枝叶砍掉,过几天会发出新枝叶,可如果在主干处截断,大树必死无疑。您母亲的血管状态,据我的判断,肯定就是这棵大树主干出现问题了(从心电图判断,患者aVR导联明显抬高,极可能为左主干病变,这是最凶险的一种病变类型,很多左主干病变的患者根本没有时间来医院就诊就已发生猝死),如果不及时解决问题,后果不堪设想。"

有的患者和家属就是如此,有这样那样的原因,或者经济条件,或者观念意识,或者是对医生的不信任。有时,作为医生,真的无能为力。患者家属始终未同意手术,坚持要求"保守"疗法。

阿司匹林、阿托伐他汀、硝酸甘油、低分子肝素……

该用的药物全都用了,可是,能解决根本问题吗?

大多数急性闭塞的血管是无法自行开通的。血管闭塞后,心肌细胞的供血中断20～30分钟,就开始出现少量心肌细胞的坏死。此时,如果及时地开通血管,心肌细胞的功能可能恢复。但若持续中断血供1～2小时,心肌细胞会发生不可逆性的坏死,而且缺血时间越长,坏死的心肌细胞也越多。

一般来讲,心肌坏死面积在20%以上,就会出现心力衰竭的症状,如气短、不能平卧、咳嗽、咳红色泡沫样痰等;当心肌坏死面积达40%以上时,就会出现休克的表现,如低血压、四肢冰冷、少尿等。而且,在心肌细胞不断坏死的同时,随时可能发生可怕的恶性心律失常,如室速、室颤等,而这正是很多心源性猝死患者的主要死亡原因。

即使没有发生以上严重的并发症,大部分未有效开通闭塞血管的患者在出院以后也会有明显的心绞痛症状,其生活质量也会显著下降。

医学,是一门经验科学。的确如此,很多疾病的发展过程是可以预见的……

在到病房 2 小时后,患者胸痛再次加重,突发呼吸困难,不能平卧,咳嗽,咳粉红色泡沫样痰……很明显,患者出现了急性广泛前壁心肌梗死的最常见并发症之一——急性左心衰。

取端坐位,高流量吸氧,强心药,积极对抗急性左心衰……

然而,反复的严重缺血,心肌细胞已筋疲力尽了……

这些治疗方法并未出现立竿见影的效果;相反,患者的症状越来越重,浑身大汗,根本不能正常呼吸。

患者说:"好像脖子被绳子紧紧地勒住了……"

血压开始下降,精神状态越来越差……

"惠大夫,室颤了!"旁边的护士提醒我,"患者意识丧失了!"

"双向非同步直流电复律 200 焦,准备!"动作干净利落的护士递给我早已放在床头的除颤仪,我喊道,"电复律一次。"

……

"直线了……"

很明显,心电监护仪上已没有任何波形,取而代之的是一条"平静"的直线。

"人生就像一副心电图,一帆风顺就说明你挂了。"——微博里的一句玩笑话,如今成为血淋淋的现实。"直线"意味着心跳停止,此时,应立即心脏胸外按压。

"开始心肺复苏抢救……"根本没有喘息的机会,这就是心脏病。

此时的家属,完全不知所措,焦急的面孔,语无伦次,只是反复在说:"大夫,请救救我母亲……"

病床前,犹如战场一般,只是,对我们医者来说,已再熟悉不过了。再忙再乱,也是在有条不紊地进行着。

"家属边儿去,到走廊等着,别耽误抢救……"此刻的我,根本不知道还有什么礼貌可言,恶狠狠地瞪了家属一眼。如果身上有一根狼牙棒,我猜,只要有一点儿空闲时间,我都会削他几棒。

患者走了……

我经历过多少次的抢救、送走了多少条鲜活的生命,已无法统计了。可是,每次遇到这种本可以避免的悲剧,于心不忍,惋惜,甚至悲痛。

床边的家属,任凭他们再大的哭声也挽救不了患者的生命。因为,错误的决定,让患者失去了最后的一根"救命稻草"。

这就是可怕的急性心肌梗死……

生、老、病、死,是自然规律,任何人都无法逃避。但这种离去,我始终无法接受,因为,我们本来有机会去挽救。

复杂的医患环境、错误的媒体导向、有限的经济条件,这些是导致悲剧发生的主要原因。在20世纪初,医生是至高无上的职业,医生的声誉几乎超过了任何一种职业。到了医疗

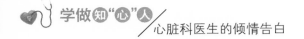

技术高速发展的今天,这种美好和谐的关系却不多见了。《圣经旧约》写道:"在主面前犯罪的人,让他落入医生的手中。"现在医生的声誉好像已经跌入了谷底。

是谁偷走了它? 何时才能将这份和谐给找寻回来,不得而知……

这是一个急性心肌梗死和支架的故事,我只是希望通过这个故事告诉大家,支架并没那么可怕,相反,它可能就是您可以握住的最后一根"救命稻草"。

相信我,听医生的,没错。

揭秘冠状动脉造影术

血管系统在体表下星罗棋布地排列着，如果将血管首尾相连，足以围绕地球两圈半。对于浅表的静脉，我们肉眼即可见；对于粗大的动脉，通过手指也可以触及其搏动。不需要实体解剖探查，医生利用血管超声就可以探及血管内部结构的变化，如是否有斑块、是否有血栓等。遗憾的是，由于相隔一层厚厚的胸壁，超声波无法探及心脏冠状动脉的血管影像。

那如何才能看清冠状动脉的内部世界呢？排在首位的方法，便属冠状动脉造影术了。

所谓血管造影术，是指将特殊的造影剂（含碘的液体）注入血管内，让其在X射线的照射下显现影像的技术。如果将造影剂注入冠状动脉内，则称为冠状动脉造影术，简称"冠脉造影"。该检查的技术原理与胃部钡餐透视相似。胃部钡餐透视：受检者饮用含钡的液体后，再进行X射线透视检查，如此就能清楚地看出胃部轮廓，未显影之处提示胃壁局部可能为肿瘤等占位性病变，而钡餐渗入胃壁内，则说明可能存在胃壁的溃疡性病变等。

从问世，到日臻完善并娴熟应用于临床，血管造影术历经了百年沧桑。回顾历史长河，伦琴则是首位功臣。1895年11月8日，德国物理学家威尔姆·康拉德·伦琴（Wilhelm Conrad Roentgen，1845—1923）在进行阴极射线的实验中发现线管中发出了某种未知的射线，当时他并不清楚这种射线的属性，故称之为X射线。伦琴因此而获得了这一年的诺贝尔物理学奖。

伦琴发现，X射线具备神奇的穿透能力。据这一原理，他为妻子拍摄了世界上第一张X线照片，照片中可以清晰地看到手的骨骼结构。X射线问世仅第4天，美国医生通过它找到了患者腿上的子弹。从此，X射线在医疗界大放异彩，当时X射线被誉称"宣布了现代物理学时代的到来，使医学发生了革命"，并逐渐成为医学诊断的必备利器。

但很遗憾，X射线对身体的器官是有"选择性"的，经过X射线直接照射后，医生可以看清骨折、脏器肿瘤等疾病，但不能看到人体血管的影像。

几个星期后，两位奥地利医生就开始进行动脉血管造影的尝试。他们发现，往血管内注入特殊的造影剂后，在X射线的照射下，血管可以清晰地显影。如果血管不能均匀完全地充盈和显影，说明此处有固定狭窄，提示动脉内可能有硬化斑块。终于，德国医生于1923年成功利用X射线实施了人体四肢血管的造影。

　　既然血管造影检查可以在四肢动脉进行,是否同样可用于冠状动脉呢? 在20世纪50年代前,医生认为冠状动脉造影可能引发心脏停搏等致命的风险。机缘巧合,克利夫兰医院的弗兰克·梅森·索恩斯(Frank Mason Sones)医生在1959年的一天,不经意间完成了世界上第一例冠状动脉造影检查:当时,他准备为一名27岁的患者进行心脏造影检查,但当导管降至主动脉根部的时候,患者不经意地移动身体导致造影导管滑入患者的右冠状动脉内。可Sones并不知情,将几十毫升的造影剂全部注入冠状动脉内,结果让他兴奋不已,因为不但没发生心脏停搏等严重并发症,而且可以清楚地看到冠状动脉的血管影像图。接下来,Sones不断地尝试并完善冠状动脉造影检查,这使人们对冠心病的认识提升了一大步。1967年,贾金斯(Judkins)医生采用股动脉穿刺的方法进行选择性冠状动脉造影,使该技术进一步完善,并得以广泛推广应用。

　　可是,一提到造影,患者往往将之与"手术"联系在一起,闻之色变。事实上,当了解冠状动脉造影的大概步骤以后,您会发现,造影并没那么可怕。

　　冠脉造影检查的第一步:在体外搭建一条与血管相通的路径。最常用的部位是手腕位置的桡动脉和大腿根部的股动脉。经过局部麻醉后,插入一根软管,称之为"外鞘管"。

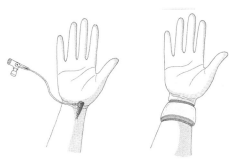

（周雨童作画，未经允许，谢绝转载）

外鞘管上有阀门开关，打开阀门后，动脉血可自动流至体外，造影剂亦可通过这个鞘管用注射器推送到血管内部。

经过外鞘管，将一根1米多长的细而有弹性的软管送至心脏的冠状动脉开口，而后用注射器抽取适量

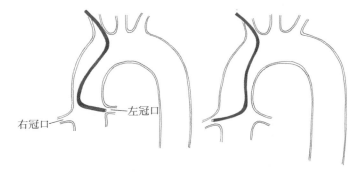

右冠口　　　　　左冠口

（周雨童作画，未经允许，谢绝转载）

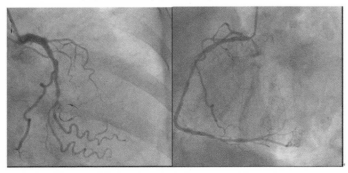

的造影剂,打开外鞘管的阀门,直接推送到冠状动脉。

此时,医生通过调整 X 射线的发射探头,可以多角度观察血管影,确定是否有动脉硬化斑块或其他病变。

整个造影过程都是微创的,不需要"开膛破肚",亦不需要全身麻醉,手术风险极低,甚至在手术的过程中,医生和患者之间都能随时沟通交流。

而且,心脏血管造影没有绝对的禁忌证,在危急的状况下,也可以随时检查。当然,在非紧急的状况下,患者如出现不明原因的发热、未控制的感染、严重的贫血或电解质紊乱、活动性出血、造影剂过敏等状况时(相对禁忌证),医生需根据实际情况进行评估后,再选择最佳的造影时机。

用清初文豪钱谦益在《与惟新和尚书》所说的"当仁不让,舍我其谁!"这句话来形容冠脉造影在诊断冠心病方面的地位,再贴切不过了。因为心脏科医生常把冠脉造影视为诊断冠心病的"金标准"。所谓的"金标准",顾名思义,是黄金般的诊断标准。从专业层面来讲,"金标准"指的是医学界公认的诊断疾病的最可靠的标准。冠脉造影检查可让医生看清直径在 0.5 毫米以上的血管影像,判断血管的狭窄程度,估算硬化斑块的体积,再结合一些现代影像技术,如血管内超声检查、光学断层扫描技术等,甚至可以辨别斑块的成分、性质等。

俗语道:"金无足赤,人无完人。"虽然医学家将冠脉造影冠

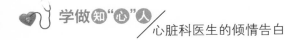

以"金标准"这个荣誉称号,但不代表它是诊断冠心病的唯一标准。因为,即便是冠脉造影结果完全正常,亦有可能存在冠心病,如X综合征。当然,这就要依靠医生的火眼金睛了:详备的临床症状,加上冠脉造影等必要的客观检查,才是诊断冠心病的王道。

心脏支架手术，该不该做？

　　在第14次全国心血管病学术会议上，国内一位著名的心脏病专家说："12%的患者被过度治疗了，38%的支架属于可放可不放……现在突出的问题是，不是心脏支架放得够不够，而是被放得太多了。"

　　一石激起千层浪，两指弹出万般音。他的一席话，掀起了一片舆论狂潮，"支架滥用论""技术淘汰论"等观点被推至风口浪尖。术后的冠心病患者忧心忡忡，支架成为他们的一块"心病"；准备安装支架的患者，甚至因此而取消手术计划；朋友圈、微博等网络媒体对心脏支架的流言蜚语漫天飞舞，攻击支架的声音更是不绝于耳。

　　国内如此，国外亦未幸免。美国哈佛医学院的罗杰博士早在十余年前就公开表示过，美国每年开展的100万例心脏介入手术治疗中，40%是没有医学根据的。

　　在医生的眼中，心脏支架是拯救冠心病患者的美丽天使，但有人却认为，它是一枚植于体内的"定时炸弹"。真的

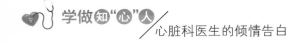

是这样吗？心脏支架到底应不应该安装？话需从冠心病的发病机制说起。

冠心病是冠状动脉粥样硬化性心脏病的简称,顾名思义,是由于冠状动脉内长出粥样硬化性斑块,使血管腔狭窄,导致心肌供血不足,从而发生心绞痛甚至心肌梗死的心脏病。

如何才能减轻冠脉管腔狭窄?"疏通"血管才是关键所在。血管内斑块生性顽劣,一旦生成,很难逆转回缩,即便是充分服用对抗动脉粥样硬化的药物,也只能减缓斑块体积逐渐增大的进程。

那能不能用像雪铲铲除雪堆那样的办法,把斑块从血管内"铲除"呢?事实证明,这种设想并不能应用于临床。因为硬化斑块与血管紧密贴合,而且部分已侵入到血管壁内,暴力"铲除"不但不能疏通血管,还可能造成血管壁的严重损伤。

幸运的是,"介入心脏病学之父"安德里亚·格隆茨格(Andreas Gruentzig, 1939—1985)解决了这一医学难题。他在瑞士苏黎世一家大学医院工作时设想:如果可以在血管造影导管尾端加上一个球囊,在发现冠状动脉狭窄的具体位置后,把这个球囊充气打开,就可以把狭窄的斑块挤压到血管壁上,使血流重新恢复通畅,这样不就解决了心肌缺血的问题吗?终于在1975年,他成功研制了功能双腔球囊导管,并且在2年后完成了世界首例冠状动脉球囊扩张手术。

在 20 世纪 70 年代末,医生发现单纯球囊扩张的确可以"撑开"狭窄的血管,让冠脉血流恢复畅通,从而缓解心肌缺血的症状。但令人遗憾的是,近半数患者的血管在 3 年内会再次发生狭窄。所以,如何解决血管再狭窄的问题,才是长期保持血管畅通的关键。1987 年,西格沃特(Ulrich Sigwart)医生成功进行了世界首例支架植入术:将金属材质的支架依附在球囊表面,使用同样的方法,把支架输送到扩张后的血管部位,充气扩张球囊,这样就把支架挤压到血管壁上,并使两者紧密贴合在一起,这个手术即心脏支架植入术。

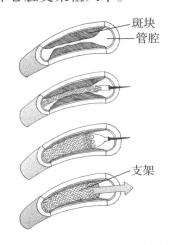

支架从发明到广泛应用于临床,已改善了众多冠心病患者的生活质量,挽救了大量急性心肌梗死患者的生命。但是,支架的作用并非是永恒的。在冠状动脉内植入支架后,也有少数患者的血管会发生再次狭窄甚至闭塞。研究发现,早期的金属支架(裸支架)有 10%～30% 的再狭窄概率。

(周雨童作画,未经允许,谢绝转载)

后来,科学家们将一层特殊的药物(如雷帕霉素、紫杉醇)涂在支架表面,这样能将血管再狭窄的概率降至 10% 以下。这种药物涂层支架正是目前市场主流的支架材质。

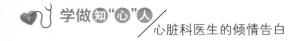
目前,可生物降解的心脏支架正在研发试验阶段。这种支架在植入冠状动脉数月后,可自行降解,或许在不久的将来,能成为另外一种可供选择的支架种类。

综上所述,心脏支架植入术并不神秘,其实它只是一种开通严重狭窄甚至急性闭塞的冠状动脉的手术方式而已。目前,国内外的心脏病专家们一致认为,心脏支架植入术是绝大多数急性ST段抬高型心肌梗死的有效治疗手段。另外,对于一些症状严重、药物治疗无效的心绞痛患者来说,心脏支架植入术是优选的治疗方式。

当然,心脏支架并非适用于所有的冠心病患者,比如小分支血管的严重狭窄性病变者、血管痉挛性病变者、部分稳定型心绞痛患者等可能不适用心脏支架。所以说,是否需要进行支架治疗,需要由专业的心脏科医生进行详尽的评估后再做定夺。

🗄️ 支架常见问题集锦

泰戈尔在《飞鸟集》中说:"最好的东西不是独来的,它伴着所有东西同来。"支架的好处毋庸置疑,诸多质疑的声音是源于人们对支架的误解。如下,汇总了一些支架相关问题的解答,便于您能更好地认识并了解支架。

1. 支架植入手术需要开刀吗?

支架植入手术是微创手术,不需要开刀。植入支架一般经上肢的桡动脉或下肢的股动脉,创伤小,术后只需要使用加压带压迫穿刺点即可(压迫时间根据穿刺路径和术式各异,一般只需数小时)。

2. 手术成功后,支架能脱落吗?

一旦成功植入支架,支架会与血管壁紧紧贴合,不会脱落。

3. 支架会移位吗?

在成功植入支架后,支架会与血管紧密贴合,即使是突然的体位变化、用力咳嗽等,都不会引起支架移位。

4. 支架有保质期吗? 需要定期更换吗?

支架没有保质期,可以终身使用,亦不需要定期更换。

5. 冠心病患者都需要支架治疗吗?

当然不是,需要由医生评价。有的患者不需要支架植入治疗;有的患者必须植入支架,比如大多数急性ST段抬高型心肌梗死患者。

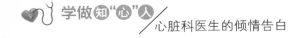

6. 支架能治愈冠心病吗?

冠心病是终身性疾病,支架只是解决冠脉管腔狭窄问题最有效的方法之一。积极地改善生活方式和药物保守治疗是最基本的。换言之,如果被确诊为冠心病,必须终身治疗。

7. 支架植入术后,能做磁共振检查吗?

其实,磁共振检查会产生一高强度磁场,可能对金属材质的植入物产生影响,如支架移位、灼伤血管等。但随着技术的进步和支架材质的改良,一般来讲,1.5T磁共振对目前市面主流的支架影响不大。当然,在做磁共振检查之前,一定要咨询医生,以免发生不良事件。

8. 支架植入术后,能做X射线和CT检查吗?

可以做X射线和CT检查,没有影响。

9. 支架是用什么材料做的呢?

支架是由金属制成的,早期有不锈钢材质的,现在有镍合金材质等。而今,可溶解支架正在研制中(置入体内后能自行溶解,不像金属支架那样永远在血管壁内),或许以后会成为心脏支架的主流之一。

10. 支架是金属的,会把血管扎破吗?

支架是由特制金属材料编织而成的闭合型网状结构,并无尖端的凸起,一般不会扎破血管。

11. 心脏支架植入术是国外已经淘汰的技术吗?

当然不是。国外的发达国家仍然在积极开展心脏支架植入术。

12. 我国医生的手术能力逊于发达国家的专家吗?

当然不是。在心脏介入手术方面,我国很多专家的技术能力早已达到国际领先水平。

13. 心脏支架植入术是最昂贵的手术之一,有人说一个支架要10万元,是真的吗?

当然不是。在上市早期,心脏支架的费用的确较高,不计手术费及其他手术材料费,单支架就需要三四万元。而今,支架及辅助材料价格明显下降。比如,一枚常用的国产支架费用约为1万元,相应手术的全部费用约需两三万元。

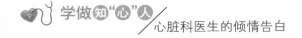

14. 既然支架费用固定,那为什么对于植入一枚支架,有的人花了两三万元,有的人却花了五六万元?

心脏介入手术,在置入支架前后,都需要除支架以外的其他器材(以建立支架植入路径,辅助支架和血管壁更好地贴合),如导丝、导管及球囊等。再者,每位患者的病变位置、血管狭窄程度不同,需要的材料亦不同,有的人可能只需要1个球囊,而有的人可能需要2个以上球囊和其他辅助器材。因此,花费也是不同的。

15. 心脏支架在医保报销范围吗?

心脏支架及其他手术器材基本在医保范围之内,全国各地的报销比例可能不完全一致。比如,在大连市,城镇医保患者的支架报销比例为50%～70%。但详细的报销政策和比例,建议患者咨询当地医保部门。

第三章　心脏里面有个『发电厂』

窦性心律不齐是病吗？

医学是一门严肃的科学，囊括了大量的专业词汇。发音相同的不同词汇或会表达不同的意思，如"心率"和"心律"，前者代表心跳的次数，后者则指心跳的节律。表面意思相近的不同词汇往往也会表达不同的概念，如"肾功能减退"和"肾虚"，前者说明肾脏结构异常导致机体代谢废物不能排出体外的系列综合征；而后者则是中医里的概念，并不代表肾脏很"虚弱"。

有的专业词汇很容易理解，比如我们肉眼可见的人体器官——头、足、毛发等；而有的专业词汇却会让老百姓听得"一头雾水"，比如交感神经、酮症酸中毒等。这也是医患沟通的主要障碍之一，因此还发生过很多笑话。

大伟是我的堂弟，他梦想成为一名优秀的飞行员。

在他读高二时，千载难逢的机会来了：民航学院到学校招生，凡是通过"招飞"考试的学生，就有机会成为飞行员，但身体的健康状况必须符合入学条件。

　　大伟身高一米八零,身材匀称,体格健硕,是班里的长跑冠军。按常理说,他完全不必担心"招飞"的体检要求。但为了来之不易的机会,他生怕在体检环节出问题,索性到医院提前进行了一次全面的体检。

　　体检过程顺利。第2天,医院就发出体检报告:血常规正常,肝功能正常,肝炎病毒系列正常……所有化验指标连一个"箭头"都没有,说明均在正常的范围内;视力:双眼1.5,无色盲、色弱,完全正常;胸片正常。

　　可看到心电图结果时,他傻眼了:窦性心律不齐!

　　这是什么意思? 难道是患上心脏病了? 慌乱中,他拨通了我的电话:"哥,我的飞行梦要泡汤了。我可能是得心脏病了,赶紧帮我出出主意。我……我不能失去这次机会。"

　　"别急,大伟,告诉我,到底怎么回事?"我尽量稳住他的情绪,问道。

　　大伟磕磕巴巴地把事情始末跟我叙述了一遍:"我身体很棒,平时没有任何不舒服的感觉。没想到体检不但查出来了有窦性心律,而且还有心律不齐,这可怎么办啊?"大伟继续向我哭诉。

　　"哈哈,明白了。"我笑道,"千万别急,你没得心脏病,尽管放心吧。"

　　其实,在工作中,经常有人会问:窦性心律是什么? 窦性心律不齐又是什么?

我们就从心脏的电路系统说起吧。

"忆君心似西江水,日夜东流无歇时。"这首表达相思情的唐代古诗,在我看来,用它来形容心脏最为合适了。心脏是人体最忙碌的器官,每天搏动10万余次,通过特有的"泵"功能将富含氧气的动脉血输送到全身器官,滋养并维持其生理功能。这台"泵"之所以能日夜不歇地工作,是因为心脏有一套持续的"供电系统"——心脏起搏及电传导系统。

这套"供电系统"由窦房结、房室结、左右束支、浦肯野纤维等组成,并有序地排列在心肌内。早在20世纪初,英国解剖学家基思(A.Keith)首先描述了窦房结:位于右心房附近,是整个电传导系统的总司令部,负责发布电信号。正因为由窦房结统领整个心脏的电路系统,所以正常心律被称为窦性心律。

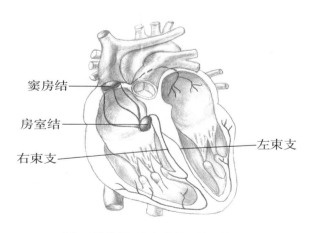

窦房结

房室结

右束支

左束支

(朱一丹作画,未经允许,谢绝转载)

当窦房结发出指令后,电信号经结间束(位于心房)到达房室结(连接心房和心室的中转站),房室结把电信号传导至分布于心室的左右束支,通过这样的路径,心室肌得到电能量后发生收缩,完成心脏的一次射血活动。因此,窦房结每发布一次指令,就意味着心脏跳动一次。

在安静的状态下,心脏在窦房结的指令下,像钟摆一样"滴答滴答"地有规律、有节奏地跳动,每分钟60～100次。如每分钟低于60次,叫作窦性心动过缓;而每分钟高于100次,叫作窦性心动过速。无论是心动过缓或过速,都可以发生在健康人身上,比如:处于睡眠状态下的人、一些老年人或者经常锻炼的运动员,常会发生窦性心动过缓;当一个人情绪激动或运动后,常会发生窦性心动过速。

一些健康的青少年和儿童经常会发生窦性心律不齐,一般与呼吸动作有关:吸气时心率略慢,呼气时略快,这是正常生理现象。故事中的大伟正是这种类型的心律不齐。

值得注意的是,身体在病态的情况下也可能发生窦性心律不齐,并容易与严重的心律失常相混淆(见表3-1)。不过,是否真的是心脏病,就需要医生来鉴别诊断了。

表3-1　窦性心律不齐因素分析

窦性心律类型	生理因素	病理因素
窦性心动过缓	健康成年人,睡眠状态下的人群,运动员	颅内疾病,严重缺氧,低温,甲状腺功能减退,病态窦房结综合征,药物因素

续　表

窦性心律类型	生理因素	病理因素
窦性心动过速	运动,情绪激动,饮茶和咖啡,吸烟	发热,贫血,甲状腺功能亢进,心脏疾病,药物因素
窦性心律不齐	青少年和儿童	冠心病,颅内压增高,药物因素

　　注:生理因素指的是人自身因素对身体的影响,病理因素指的是疾病因素对身体的影响。

⊞ 何为心律失常?

　　上文书,窦性心律不齐属心律失常的一种,还有早搏、房颤、室颤等都属于心律失常,那到底什么是心律失常呢?

　　在安静的状态下,心脏在窦房结的指令下,像钟摆一样"滴答滴答"地有规律、有节奏地跳动,每分钟60~100次。然而,一旦心跳失去原有的规律性,出现过快、过慢或快慢不齐时,即心律失常了。

　　换言之,心脏内这套"电路系统"如果出现短路、断路甚至搭错"电线"等问题,就会发生心律失常。

　　按照不同的分类方法,心律失常可分为多种类型,最常用的方法是根据心跳快慢分类。

　　常见的快速心律失常有心房颤动、阵发性室上性心动过速、室颤及各种期前收缩（早搏）等。

常见的缓慢心律失常有窦性心动过缓、窦性停搏及房室传导阻滞等。

1. 什么原因能引起心律失常呢？

（1）不良的生活方式：如大量饮用咖啡等刺激性饮料、熬夜、大量饮酒、吸烟及不良的情绪等，都能诱发心脏早搏、房颤等心律失常。

（2）心脏疾病：冠心病、心肌病及心力衰竭等心脏病均可以诱发心律失常。一些先天性疾病，如离子通道病，亦可诱发严重心律失常。

（3）药物、毒品等。

（4）离子紊乱：严重呕吐和腹泻、进食困难等原因导致的离子紊乱，可以诱发心律失常。

2. 心律失常对人体有什么影响呢？

不同类型的心律失常对人体的影响不同。过度劳累、烟酒、咖啡等原因导致的心脏早搏，对人体一般不会有明显影响；但一些严重的心律失常，会对健康产生不良影响，如严重心动过缓能引发脑供血不足，室颤、室速等恶性心律失常亦是直接导致猝死的原因。

3. 如何诊断心律失常呢？

　　普通常规心电图是每位怀疑心律失常的患者都应检查的常规项目。其优点在于操作易行，费用较低；缺点在于只能记录数十秒到一分钟内的心肌电活动，观察时间较短，容易漏诊。换言之，如果在检查期间，患者并没有发生心律失常，其心电图报告结果可能完全正常。而24小时动态心电图相对弥补了这一缺点：在检查时，其与普通常规心电图一样，需要把心电图导联端粘贴在胸前及躯干部位，患者持续携带一个"小黑匣"——电脑数据储存器，它可以持续记录患者的心电图变化，在携带期间可以记录每一次可能发生异常的心电图表现。如果需要长期观察，甚至可以携带48小时、72小时或者更长时间。

　　上述两种心电图检查在临床上最为常用，且方便易行，但仍有局限性，如部分心律失常可能间隔数日甚至数月后才会发作一次，让患者终日携带"小黑匣"，势必会影响其正常生活，而且这些检查无法探测心脏电路的内部世界。

　　近些年来，一种被称为"电生理检查"的技术方法开始流行，它是一种微创的检查，检查时通过外周血管插入特制的导管进行心脏电传导系统内部检查。在检查过程中，操作者需要将头部附有探测电极的导管经过外周静脉插入心脏内部，以观察心脏内部的电位变化，或者人为发送电信号来

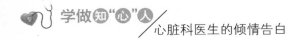

诱发心律失常。如此一来,它不但能诱发心律失常,还能协助医生明确心律失常的具体类型,以指导下一步的治疗,如药物治疗、心脏射频治疗等。

偷停的心脏
——认识期前收缩（早搏）

栾峰是我高中同学中才情比较出众的一位，他开朗乐观，精明干练，大学毕业后受聘于一家贸易公司，只几年的时间就身居公司要职，事业如日中天。我曾受邀去他公司为员工做科普讲座。工作中的栾峰，沉着果断，统筹全局，他的自信给我留下了深刻的印象。

今年春节假期结束后的第一个工作日，栾峰就迫不及待地到医院来找我了。坐在我对面的栾峰，疲惫又焦虑，完全没有了平日里的神采飞扬。

"栾总，今天怎么有空大驾光临了？"我试着让他放松点儿，用和往常一样的口气调侃着。

"我好像得了心脏病，这心脏啊，常常跳着跳着就停了，然后接着跳，我总觉得说不定哪一次，停跳后就再也不跳了……"他明显很慌乱，显得有些语无伦次。

听完老同学的主诉，我稍微放心了点：栾峰才30多岁，身体健康，所在公司每年都组织体检，他的血压、血糖等各项指

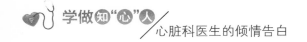

标都正常,心脏结构没有异常,得严重心脏病的概率其实很低。

经过进一步交谈,我得知栾峰心脏附近的不适症状在春节前就开始了,年终的工作压力要大得多,加上应酬多,平时身体非常好的他觉得休息下就应该没事了,因此未惊动任何人。然而,假期接近尾声,栾峰的不适症状仍在持续加重,不得已才来找我。

我先给栾峰听诊了心脏,心跳确实不规律,接着做心电图,结果显示频发性的室性早搏。

"早搏是什么意思?为什么我会有早搏?会引起心肌梗死吗?可以治愈吗?"栾峰的问题很有代表性,众多读者一定也想得到答案。

如果把心脏比喻成一座房子,心肌的病变就类似于墙壁出了问题,冠状动脉病变类似于水管出了问题,包括早搏在内的心律失常就类似于电线出了问题。

在心脏电路系统中,窦房结是最高司令官,负责有节律地发放电信号,而心房、房室结和心室细胞一般唯命是从,逐级按序发布电信号,故在通常情况下,人的心跳像音乐节拍一样均匀、规整,每次心跳的间隔时间相同。但有一些不听话的"捣乱分子",擅自发布电信号,提前兴奋心肌,所以部分心跳提前发生了,就像抢了音乐拍子一样,这就是早搏。这些"捣乱分子"可能是心房肌,也可能是心室肌,所以根据其位置的不同,早搏可分为房性早搏、交界性早搏和室性早搏。

早搏,亦称期前收缩,它是最常见的心律失常类型之一。临床观察发现,正常年轻人中,近半数发生过早搏。随着年龄的增加,早搏的发生率会随之增高。有资料数据显示,近80%的60岁以上老年人发生过早搏。甚至可以说,基本上所有人都发生过早搏,但绝大多数人对于这种短暂偶发的"心脏偷停"没有明显不适感。

"哦,我明白了,如你所说,包括我在内的每个人可能都发生过早搏。但我之前完全没感觉呀?"栾峰仍然耿耿于怀。

"你上学的时候没少看小说呀?"我坏笑着继续说,"难道不记得描述人物心理活动的时候会用到'乱了心跳'这样的说法吗?那么很显然,精神因素是早搏的诱因之一呀!"

经过这样的解释,栾峰整个人放松了很多——春节前超负荷的工作和应酬,导致他睡眠严重缺乏,白天靠大量的咖啡、浓茶保持清醒状态;晚上又要应酬客户,觥筹交错中,身体已经逐渐达到耐受极限,于是频繁的早搏就"如约而至"了!从我办公室离开后,栾峰马上调整了状态,仅仅几天时间,早搏症状就消失了。

类似栾峰同学这样的早搏,最好的治疗不是用药,而是积极化解、疏导患者的焦虑情绪。建议这些人平时少喝浓茶、咖啡等饮品,正常作息,少熬夜。而如果早搏症状明显,影响了日常生活,则可以在医生的指导下使用抗心律失常药对症治疗。

故事主人公栾峰的心脏很健康,虽然有早搏,但对身体健康并无大碍。那早搏真的对身体没有负面影响吗?

这个问题可以追溯到古罗马时代,当时的名医盖伦(Galen)认为早搏是完全无害的。20世纪初,在荷兰生物学家威廉·艾因特霍(Willem Einthoven)发明心电图后,医生才发现早搏的意义并不相同,比如有的早搏来源于心房,有的来源于心室,有的早搏形态相同,有的成双成对甚至成串发生。他们发现,部分猝死患者在死亡之前曾出现过频繁的早搏。

我曾经还治疗过一名有类似早搏症状的患者,他是名消化科医生,就自以为是地认为这种早搏是良性的,没吃药,也没到心内科检查。有一天,在工作中突然发病,症状间断持续近1小时,心慌难耐,不得不来心内科看病,于是找到了我。

对于他的症状,吸引我注意力的并非是早搏本身,而是早搏时并发的症状——胸痛。据他描述,每次发病都从心前区疼痛开始,感觉像吃了辣椒面一样,火辣辣的痛,然后就开始出现"心脏偷停"。心脏科医生所特有的直觉告诉我,这并非一般的早搏,得赶紧检查心电图——同样是室性早搏,但他的心电图已显示下壁导联的ST段明显抬高(急性心肌缺血的一种心电图表现)。最终的结论是,他患的是一种心绞痛——变异型心绞痛,早搏的原因不是咖啡、疲劳,而是急性心肌缺血。我给他开了地尔硫䓬缓释胶囊。此后,心脏也不"偷停"了,胸痛症状也消失了。

这个病例告诉我们,并不像盖伦所说的那样——所有早搏都是无害的。还有部分人发生早搏是由于心脏本身发生病变等因素引起的,即器质性心脏病相关的早搏,如上文提及的心肌缺血,再如高血压、心肌炎、甲亢及离子紊乱等。因此,一旦发生早搏,需要找医生仔细评价病情,针对基本的病因对症治疗,有的时候,则可能需要服用一些抗心律失常药物。

追击脑卒中的"元凶"——房颤

2013年6月6日，首届"中国房颤日——远离猝死，从心开始"大型主题活动在北京举行。与会现场，数百名群众举起右手，齐声诵读："房颤多见，余八百万；死亡倍增，卒中致残；抗凝治疗，远未过半；律率治疗，有待规范；认知不足，酿成大患；房颤联盟，任重道远；房颤凶猛，防控当先；应用积分，评估风险；如属高危，加强防范；减少卒中，重在抗栓；科普宣教，全民动员；八家学会，联手并肩，征服房颤！"

会上，中国房颤联盟宣布，将每年的6月6日定为"中国房颤日"，呼吁全社会共同关注并提高房颤患者对脑卒中（俗称中风）的预防意识，减少房颤引发脑卒中的危害，从而减轻社会经济负担。

众所周知，房颤是常见的心律失常，也是一种常见的心脏病，而脑卒中、脑梗死是脑血管病，在"中国房颤日"的集体宣言中，为何将两者联系到一起呢？

话可以从发生在我身边的一个故事说起。

"铃铃铃,铃铃铃……"凌晨三点,紧促的电话铃声把我从美梦中惊醒。

"又不是急诊手术日,谁给我打电话,真烦!"我很不情愿地接起电话,"喂?"

"惠,我是大海啊,急事相求!"大海慌里慌张地说:"我爸的身体出问题了。"

大海是我的好朋友兼高中同学,青年才俊,毕业后与妻子一起留在北京工作,虽然人不在父母身边,但还是会安排父母每年体检一次。大海的父亲李伯伯有多年的高血压和房颤病史,血压一般控制在140/80毫米汞柱(mmHg)左右,心率60～90次/分钟,一直服用美托洛尔①控制血压和心率,并服用阿司匹林来预防血栓。

一听是大海的声音,我立刻打起精神,问道:"怎么了,大海? 别慌。"

"我爸刚才去厕所时突然摔倒,现在一侧身体动不了,说话也不利索了。我已经让我妹妹叫了120救护车送他到你们医院,麻烦你帮忙照顾一下吧。我在北京,会赶最早的班机回去。"大海的声音在颤抖,泣不成声。

"麻烦什么,好哥们,说这干嘛! 我立即赶往医院。"大海说完,其实,我已猜到是什么毛病了。

---

①美托洛尔:一种心脏病常用药物,通过阻断β₁受体来控制血压和心率。文中的李伯伯患高血压合并房颤,适合用这种药物。

脑卒中,俗称"中风",主要包括脑梗死和脑出血。在急性发作时,多数患者会出现肢体偏瘫、语言不清、头晕及头痛等症状。李伯伯患有高血压,如果血压突然升高易发生脑出血,同时又合并房颤,而后者则是脑梗死最常见的病因之一。他不外乎是患上两者之一了。

凌晨3:30,忙碌的急诊总算消停一些,我的研究生同学猛子坐班。"你怎么来了?不会是给我买早餐的吧。"猛子一脸坏笑。

猛子比我年长几岁,幽默风趣,医术精湛,神经介入方面的疾病可谓是手到擒来。

"想得美,我还没吃饭呢,正事哈。"我白了他一眼,刚把事情原委说完,就听见窗外120急救车的声音。

李伯伯面色苍白,神情恍惚,左半身完全不能动弹。猛子收住嬉皮笑脸的表情,像一只充满斗志的雄鹰,立刻投入工作状态。"王护士,赶紧接上心电监测,测量血压。"

"血压150/90毫米汞柱,心率100次/分,心律:房颤。"护士回道。

"好的。这名患者应该是脑梗死了,立即行脑CT检查,要排除脑出血。"猛子回应。

果不其然,脑CT结果提示:未见出血灶。李伯伯患高血压、房颤约10年,没有出血倾向及出血史。

猛子把张阿姨和她的女儿叫到一边,向她们交代病情:

"患者诊断是脑梗死,应该与房颤有关。现在生命体征还算平稳,发病不到2小时,现在没有溶栓治疗的禁忌证,他应该立即溶栓。"家属泪眼蒙眬,直勾勾盯着猛子,不断地点着头。

"张护士,备好rt-PA①,马上开始静脉溶栓。"

医学总是在创造奇迹:半小时后,李伯伯的身体逐渐开始能动弹了。家属长叹一口气,露出难得的笑容。

已经是凌晨5:30,我伸了伸懒腰。"谢谢猛子,兄弟好样的,我去病房再眯上一小时。"猛子笑道:"熊样儿,放心地睡觉去吧!"

这是一个真实的案例。那到底什么是房颤,为什么房颤与脑梗死又牵扯上关系了呢?

房颤是临床上常见的心律失常之一,我国约有800万～1000万的房颤患者。房颤在各个年龄段都会发生,但随着年龄的增长,发生率明显上升,60岁以上人群的发病率约为1%,75岁以上人群的发病率可达约10%。

房颤与诸多因素相关,如精神紧张、甲亢、离子紊乱等,但大多是由器质性的心脏病引起的,如风湿性心脏病及冠心病等。

在正常情况下,心脏舒张和收缩在有条不紊地按序工作:比如,左心房收缩,把来自肺循环的血液输送到左心室;左心室收缩,把血液输送到大动脉至外周血管。左心房收缩

_____

①rt-PA:一种常用的静脉溶栓药物。

一次,左心室舒张一次;同样,左心房舒张一次,左心室收缩一次。而一切的收缩-舒张运动源于心脏传导系统提供的动力:电信号从右心房附近的窦房结,经过房室结,再到左右心室的传导束,即所谓的窦性心律。

在房颤时,心房失去原有的规律性活动,取而代之的是快速无序的颤动波。房颤是严重的心房电信号紊乱性疾病。心房率一般可快达350～600次/分钟,而此时心室率可能仅在100～160次/分钟左右。因此,两者活动极不匹配。

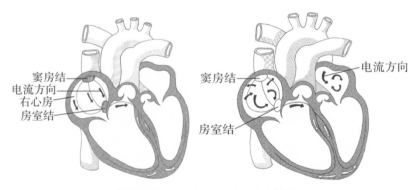

（周雨童作画,未经允许,谢绝转载）

多数房颤患者会有心慌、心悸及胸闷的症状,尤其是在活动、情绪激动而引起心率过快时,而少数患者可能没有任何症状。每个人都应该知道自测心律是否匀齐的方法:将左手的拇指放于右手手腕桡动脉搏动最强的位置,可以清楚地触及脉搏跳动,如果呈现紊乱无章的心律,则可能就患上房颤了。但如果有听诊器,那就简单多了,将听诊器的头部置放于自己的左侧乳头下进行听诊,声音效果会好得多。

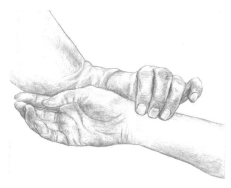

由于房颤引起心房的有效收缩消失,血流容易淤滞在心房内形成血栓块(多在左心耳部)。如果血栓脱落,则可随血

(孙诗竹作画,未经允许,谢绝转载)

液流至全身,导致多个脏器栓塞。其中,危害最大、最常见的是脑血管栓塞,即脑梗死。目前研究证明,房颤可使脑卒中的发生风险增加5倍,约20%的脑梗死归因于房颤。

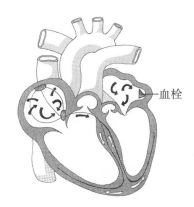

——血栓

(周雨童作画,未经允许,谢绝转载)

一旦患上房颤,莫要害怕。一方面,通过服药控制房颤;另一方面,医生会根据患者的个人临床特点进行危险评分(CHADS2VASC 评分系统)。如有必要,则需服用抗凝药物来预防脑梗死,如华法林。但在服药期间,要定期采血化验,将凝血指标 INR[①]控

———————————
①INR是国际化标准比值,一般需要控制在2~3。超过3,容易诱发出血;低于2,则难以得到有效的抗凝效果。

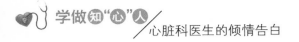

制在合适的范围内,来预防因服药不当而导致的药效不足或用药过量而诱发的出血,这也是很多患者用药依从性差的主要原因。但目前有一些新型的抗凝药物,如达比加群等,不需要像华法林那样频繁地监测 INR,但售价较高(一天约需要几十元),多数患者在经济方面难以承受。

早在数年前,我曾推荐李伯伯服用华法林,但老爷子担心出血,又懒于监测 INR,一直未服用。出院后,老爷子问我:"小惠,我天天都在吃阿司匹林,怎么还得中风(脑卒中)了呢?"其实,阿司匹林是一种抗血小板的药物,在预防房颤引发脑卒中方面的作用极为微弱,临床上在极多数情况下还是会推荐患者服用华法林等抗凝药物。

常言道:"亡羊补牢,为时不晚。"经过这次脑卒中事件,老爷子开始乖乖服药了。

听诊器的前世今生

有些疾病，医生用耳朵就能辨出端倪：在户外体育运动中，脚后跟突发异响，并伴有剧烈疼痛，提示可能是跟腱断裂；食用不洁食物后，肚子绞痛并咕咕作响，提示可能是急性胃肠炎；心脏病患者突然呼吸费力，气管处出现拉风箱样的哮鸣音，提示可能急性心功能衰竭了……

从专业角度来讲，上述诊断技术被称为"听诊"，是每个医生必备的临床基本功，尤其是心脏科医生。很多心脏疾病，如先天性心脏病、瓣膜病等，仅通过听诊，就能做出早期的诊断。工作之初，一位前辈曾语重心长地对我说："在过去，没有那么多的现代化工具进行心脏超声、血管造影，特别在基层医院，连抽血化验都需要等很长的时间，那诊病靠什么？靠的就是扎实的临床基本功，熟练掌握视、触、叩、听技术，很多疾病就能诊断个八九不离十。"

一身神圣的白袍，西裤革履，浅蓝色衬衫，深色领带，颈上一只3M听诊器，这是我最爱的搭配。我始终认为，如此着装,才算是真正的"制服诱惑"。而听诊器更是其中的亮点,它是心脏科医生的标配,它是工具,是武器,更是科学对医生的福利。因为在一个世纪以前,医生只能通过双耳贴近身体来完成听诊。

在希波克拉底时代,有人提出可以在某些患者身上听到"煮沸的醋冒泡的声音",而且离患者身体越近,越容易听到这种异常的声响。于是,当时的医生通过紧贴患者的身体,仔细分辨不同的声响,来确认患者是否患上了心脏病或肺病。可问题来了:如果患者是年轻的女性,医生紧贴其胸部来诊病,患者难免尴尬;如果患者胸壁没有清洗干净,甚至有难闻的异味,也会让医生感觉不适。

这个难题被拉埃内克(Rene Theophile Hyacinthe Laennec, 1781—1826)完美解决了。拉埃内克是法国著名的内科医生,对听诊有着极为浓厚的兴趣。1816年,在巴黎的内克尔医院工作期间,他收治了一名体型肥胖的女性患者。不管如何努力,他始终听不清这位患者的心音,这让他一筹莫展。有一次,埃拉内克在去看望这位患者的路上,途经卢浮宫,看到一群孩子在堆满木材的庭院角落玩游戏,其中一个孩子拿着一根很长的木头的一端,他的小伙伴在木头的另一端轻敲来传达信号。这个游戏激发了埃拉内克的灵感,他回到患者那里,拿起一叠信纸,卷成圆筒,一端贴近患者心脏,一端贴近他的耳朵,他惊喜地发现这样可以清楚地听到患者的心音,而且远比贴近身体要清楚,即使轻微的心脏杂音都能听见。然后,他用听筒去聆听气管呼吸音,声音大到令他惊讶。

回家后,受到启迪的埃拉内克制作了一根长30厘米、口径为0.5厘米的空心木管,为了便于携带,还将其一分为二,这就是世界上第一个听诊器。因为这种听诊器像笛子一样,故被称为"医生的笛子"。后来,埃拉内克改良了听诊器的构造,用喇叭形的象牙管接上橡皮管做成了单耳听诊器,结果其效果更好。因发明了听诊器,埃拉内克诊断出了很多不同的胸腔疾病,被后人尊称为"胸腔医学之父"。

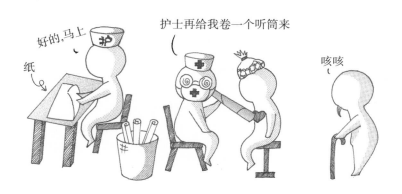

（周雨童作画,未经允许,谢绝转载）

1840年,英国医生乔治·菲力普·卡门改良了由埃拉内克设计的单耳听诊器。卡门认为,双耳能更容易地倾听,所以他将两条可弯曲的橡皮管连接到听筒上。到了1937年,凯尔再次改良卡门设计的听诊器,增加了第二个可与身体接触的

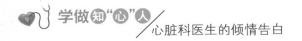

听筒,可产生立体声音效果。遗憾的是,凯尔改良的双筒听诊器未被广泛采用。近年来,科学家们又成功研制了电子听诊器,它能放大声音,并能让很多医师同时听到心肺杂音。

听诊器的发明是医学史上的一个历史性重大事件,听诊器成了近代内科医生的标志。听诊器的发明让医生手里多了一种诊病的神器,它能帮助医生以最快的速度对心肺疾病进行早期诊断。对于没有医学背景的百姓来说,学会使用听诊器,学会聆听简单的心音,无疑能为医生提供更多与疾病相关的蛛丝马迹。

为了帮助读者理解,在表3-2中列出了一些常见心肺声音的类型、特点。

表3-2　常见的心肺声音类型及特点

声音类型	声音特点	常见疾病和人群
正常心音	"咚嗒,咚嗒……"连续有规律的心跳声音。一次"咚嗒"的声音对应一次脉搏的跳动,正常健康人休息时每分钟60～100次	正常健康人
心律不齐	没有任何规律的心跳声音,心率快慢不等	最常见的疾病是心房颤动
心脏早搏	在正常、有规律的心跳时,心脏突然提前跳动一次	常见于饮用刺激性饮料、疲劳、精神压力大以及患有心脏病的人群

声音类型	声音特点	常见疾病和人群
奔马律	"咚嗒嗒,咚嗒嗒⋯⋯"像马在奔跑时马蹄触地发出的声音	常见于严重的心脏病患者
瓣膜杂音	在"咚嗒,咚嗒⋯⋯"的心跳时,夹带着如同吹风样的声音	常见于心脏瓣膜疾病,如瓣膜狭窄或关闭不全
肺部喘鸣音	肺部发出的像"拉风箱""拉弦儿"一样的声音	常见于急慢性支气管炎、哮喘等

　　听诊时,需要脱掉或掀起被听诊者的上衣,裸露出需要听诊的部位。在听诊心脏时,可选择心尖区,即左侧乳头处(乳房较大的女性,可以用手扶托起左侧乳房后听诊);在听诊肺脏时,可选择后背部的肺脏位置。检查者右手扶持听诊器的柄部,将膜端紧贴身体即可。需要提醒各位注意的是,在每次使用听诊器后,务必要保护听诊器的膜部,因为膜部一旦遭到破坏,会明显影响听诊器的传音效果。

　　一般来说,听诊器的价格越高,质量越好,听诊的效果亦越好。但对于普通的大众来说,并不需要高档的听诊器。那种在正规的医疗器械商或药房售卖的,基本都能满足日常使用需求。

　　随着科技的进步,听诊器也在不断地改良,不论是听筒、传声管的材质方面,还是功能方面,都有很大程度的提升。

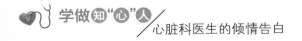

比如,3M Littmann大师级心脏听诊器采用悬浮式可调震动膜技术,设计造型模拟手指轮廓,便于握持,手感舒适,传音效果极佳,而且可在需听诊的不同部位随意移动,多角度听诊心脏。

或许,在不久的未来,听诊器能集心脏听诊、心率监测、心电图和超声检查等功能于一身,那时,医生将会做出更快、更准、更客观的疾病诊断。

第四章 远离『三高』

老爸头痛就诊记 |

　　头痛,是一种慢性疼痛病,也是最常见的身体不适症状之一。《中国头痛流行病学调查》结果表明,在中国18～65岁人群中,原发性头痛①的发病率为23.8%,也就是说,有近1/4的中国人遭受头痛的困扰。

　　巴金在《随想录》中说:"只会'头痛医头,脚痛医脚'的医师并不是高明的大夫。"这或许是对医生医术的巨大讽刺,因为治病,既要治标,还要治本。事实上,多数头痛没有具体病因,故在治疗方面,往往还是以对症为主。

　　有人说:"久病可以成医。"不少患者竟学会"处方"镇痛的药物,来"医治"自己的头痛。然而,如此一来,致病"元凶"可能被雪藏,甚至引发一些无法逆转的严重疾病。我的老爸,就是其中之一。

　　早上6点,睡意正酣,一阵焦躁的电话铃声把我吵醒——老爸来电。这么早给我打电话,肯定有急事。

---

①原发性头痛:未知病因的头痛。而已知病因的头痛被称为继发性头痛。

"儿子,我犯头痛了,眼眉周围,带着太阳穴那里都痛,胀痛胀痛的,脑袋像是扣了一只大锅盖。"老爸焦急地说道。

"什么时候犯病的?"我问。

"都一个星期了,天天吃止痛药,还是不好。"老爸回道,语速很慢,好像都懒得开口讲话,"今早又开始痛了,坚持不住了……"

"爸,最近休息怎么样? 睡眠好吗? 您别着急,慢慢跟我说。"我问。

"睡觉还行,跟原来差不多。"

"感冒没?"

"没有感冒。我原本以为是感冒了,吃了白加黑、止痛片,都没有效果。我……我……"老爸把声音压得更低,"我担心,我得中风了。"

头痛的病因很多,最常见的、最严重的是急性脑血管病,包括脑出血、脑梗死。这类患者可能会有剧烈头痛、头晕,突发性的一侧肢体偏瘫、言语障碍及口嘴歪斜等症状。起初,我的确也担心有脑卒中(俗称中风)的可能性。

"胳膊腿儿利索不? 嘴歪吗? 头晕不?"我接着问道。

"哦,那都没有,除了头痛,其他都还好。"

"您在家等着,我找人过去接您,直接到医院。"

问完老爸的病情,在心里分析病因:应该不是脑卒中,因为毕竟除了单纯的头痛,没有其他的症状,但估计症状肯定很严重,否则不会一大早就给我打电话。

一个小时后,儿时的好友柱子帮忙开车把父亲送到了医院。由于严重的头痛,父亲显得苍老了许多,眼皮红肿,皮肤晦暗,连胡子都没刮。

我安慰了父亲。首先排除脑卒中,应急查颅脑CT、抽血化验。父亲嗜烟、喜酒,我倒是更担心他的肝、肺和心脏,于是来了个地毯式检查,心、肝、脾、肺、肾全部用CT检查了一遍,结果除了有点肝囊肿、脂肪肝外,其他结果基本正常。

检查完毕,老爸的心情好了很多,但还是头痛。"老爸,咱再去神经科看看,做一下体格检查,这样就能完全排除脑血管疾病了。"我说。

"行,得看看。"老爸点头道。

就在一刹那间,我猛然想起:不会是高血压吧?从专业角度分析,老爸年近花甲,吸烟、饮酒,喜好咸食,并有头痛的症状,绝对不能排除高血压的可能性啊!

赶紧量量血压!

CT检查室常规配有血压计和监护仪,老爸保持坐位休息5分钟后,我把电子血压计的袖带绑在他的右臂上。测量结果让我目瞪口呆:180/110毫米汞柱!

"不会是血压计的问题吧?"我心想。用袖带血压计反复测量3次,结果还是180/110毫米汞柱。

"老爸,您的血压高了,儿子差点给您漏诊了。"身为职业心血管内科医生,我摸摸自己的头,红着脸,对老爸说道。

老爸愕然。"我这么瘦,怎么能有高血压呢?"老爸很纳闷,因为他知道胖的人更容易患高血压。

"嗯,胖的人的确容易患高血压,但瘦的人不见得就不能患高血压啊。老爸,您该服药了,吃上药,过几天就会慢慢好起来了,回家我再慢慢跟您科普高血压的知识吧。"

我在药房给老爸购买了"福辛普利"和"氢氯噻嗪"。果不其然,3天后,他的头痛症状完全消失了。

这就是我老爸因高血压就诊的故事。

那到底什么是高血压①呢? 什么原因能引起高血压呢?

众所周知,心脏如同一个"泵",负责不断地向身体外周的各大器官供血,以维持其正常的生理功能。心肌的每次收缩能向主动脉内射出60~80毫升血液,但其中只有1/3的动脉血液能直接输送到外周循环,剩下的2/3血液则暂时储存在主动脉和大动脉内,随后通过它主动的"收缩-舒张"弹性功能,再将血液完全输送到外周循环。

在射血的过程中,动脉血液对血管壁产生的压力,即为血压。我们可以通过测量上臂的肱动脉脉压来获得具体数值(反映主动脉压力)。不难理解,血压过高能增加心脏的射血负担,对血管壁和外周脏器产生不利的影响;如血压过低,

———————

①文中的高血压,指的是原发性高血压,即没有具体病因的高血压,绝大多数高血压属于该类型。

亦会出现乏力、头晕等供血不足的症状。因此，血压数值要适中，不能过高，亦不能过低。

一般来讲，健康成年人的正常血压为 120/80 毫米汞柱；血压高于 140/90 毫米汞柱，即可以诊断为高血压[①]；而血压低于 90/60 毫米汞柱，即为低血压。

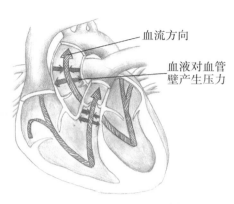

血流方向

血液对血管壁产生压力

（朱一丹作画，未经允许，谢绝转载）

1. 高血压的常见病因

原发性高血压的病因是多因素的，尤其是遗传和环境因素。

（1）遗传因素：高血压具有明显的家族聚集性。如果父母都患高血压，则子女发病的概率高达 46%。

（2）饮食因素：食盐摄入过多、钾摄入过低、大量饮酒、叶酸摄入过低等都会增加高血压的发病率。

（3）心理压力：脑力劳动者高血压的患病率明显高于体力劳动者，从事精神紧张度高的工作的从业者的高血压发病率也较高。

[①]测量非同日的血压 3 次以上，如都超过 140/90 毫米汞柱，即可诊断为高血压。

（4）吸烟：能刺激交感神经系统，引发血压升高；而且烟草中的有害物质能直接破坏血管内皮层，损伤血管舒张功能，引起血压升高。

（5）肥胖：腹型肥胖者更容易发生高血压。

（6）鼾症：俗称打呼噜。约半数的鼾症患者合并有高血压。

（7）药物因素：避孕药、非甾体类抗炎药及甘草等均可使血压升高。

2. 高血压的症状

高血压的常见症状有头晕、头痛、颈部板紧、疲劳及心慌等。典型的高血压性头痛在血压下降后即会消失，文中的主人公——我的父亲，就是该类型的头痛。

一些重症高血压患者可能以突发视力模糊、鼻出血为首发的症状，且这种情形并不少见。

3. 高血压的危害

（1）心：长期持续性的高血压能促使心肌肥厚、心室扩张，最终导致心功能衰竭。

（2）脑：在我国，脑卒中的主要病因是高血压。长期的高血压易使脑血管发生缺血、变形，形成微动脉瘤，后者一旦破裂，即会发生脑出血；而且高血压能促进脑动脉硬化，粥样斑块破裂可导致脑血栓。

（3）肾：长期持续高血压能导致慢性肾衰竭，重症者需要长期透析治疗。

（4）眼：高血压可导致视网膜小动脉痉挛、硬化，在血压骤然升高时，可引起视网膜出血。

4. 高血压的治疗

降压治疗方案分为基础的非药物干预方案和药物干预方案两种。

非药物干预方案，即改善生活方式，包括低盐低脂饮食、戒烟、限酒等，具体内容参见"好心脏，可以养出来"一章。

药物干预方案需要因人而异。有些轻度高血压患者经过积极的生活方式干预，即可恢复至正常血压；而有的高血压患者，如中重度患者，则需要尽早开始药物治疗。

我父亲的血压较高，可达180/110毫米汞柱，属重度高血压，应该立即用药。结合他的个体情况，我给他开的处方是血管紧张素转换酶抑制剂和利尿剂，即福辛普利（10毫克）＋氢氯噻嗪片（12.5毫克），每天服药1次。

父亲后来问我，一旦患上高血压，是否需要终身服药？相信多数患者也有此疑惑。一般来讲，多数高血压患者需要终身服药。然而，一些轻中度高血压患者，在积极改善生活方式后，是完全有机会脱离药物的。迄今为止，3年过去了，父亲还在服用这两种药物，血压控制稳定，也很少再犯头痛

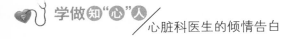

的毛病了。

有一种情感，终日围绕在你的身边，你却忽视了它的存在；有一种情感，不求回报地呵护着你，你却在麻木地接受——这就是亲情、父母之爱。回想老爸的就诊经历，我内疚不已。如果是普通患者，我肯定会首先想到高血压的可能性，可最容易被忽视的，往往是自己最亲的亲人了。

文章至此，您是否应该给自己的爸妈打个电话，哪怕只是一声问候呢！

愿天下的父母身体康健，万事顺利！

高血压常见问题集锦

1. 血压值多少算高血压?

在未服药的前提下，非同日3次测量血压（诊室），如收缩压≥140毫米汞柱和（或）舒张压≥90毫米汞柱，即可诊断为高血压。

2. 高血压遗传吗?

高血压有一定的遗传倾向。目前认为，高血压是遗传因素和环境因素（如饮食、生活习惯等）交互作用的结果。

3. 高血压会传染吗?

高血压属于非传染性疾病,并不能通过体液、呼吸、母婴及性等途径传播,但却具备"传染性"。如高血压患者有不良的生活习惯,包括吸烟、脾气暴躁及高盐饮食等,可能会影响与其一起生活的人,包括其配偶、子女等,而这些因素能诱发高血压。

4. 饮食会影响血压吗?

饮食中盐的摄入量与高血压有直接的关系,盐摄入过多能导致高血压。目前,建议正常健康人每天食盐摄入量<6克;多食用富含"钾"的食物,如新鲜蔬菜、水果等,有助于降低血压。

5. 肥胖与高血压相关吗?

体重增加是发生高血压的重要危险因素。瘦者的高血压发病率明显低于胖者。体重指数(BMI)的数值每增加3,对于其4年内发生高血压的风险,男性增加50%,女性增加57%。

6. 饮酒与高血压有关系吗?

过量饮酒是高血压发病的危险因素。人群高血压患病率随着饮酒量的增加而升高。虽然少量饮酒后短时间内血压会有所下降,但长期少量饮酒可使血压轻度升高,过量饮

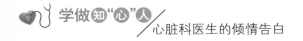

酒则会使血压明显升高。

7. 精神紧张会诱发高血压吗?

长期精神过度紧张也是高血压发病的危险因素。长期从事精神高度紧张工作的人群的高血压患病率增加。

8. 运动能降低血压吗?

长期适量的有氧运动能降低血压。建议健康人群保证每周至少5天、每天30～45分钟的有氧运动。

9. 药物能引发高血压吗?

一些药物能诱使血压升高。研究表明,避孕药、麻黄素、非甾体类抗炎药及甘草都可能引起血压升高。

10. 打呼噜与高血压有关吗?

睡眠呼吸暂停低通气综合征,俗称打鼾、打呼噜,分为中枢性和阻塞性两种,后者最为常见,约占80%～90%,它是顽固性高血压的重要原因之一。

11. 吸烟能诱发高血压吗?

吸烟能增加交感神经的兴奋性,引起血压升高。而且吸烟能损害血管内皮,影响血管舒张因子(一氧化氮)的生成,从而引起血压升高。

12. 高血压的常见症状有哪些?

高血压最常见的症状有头晕、头痛、颈项板紧,还可能有心悸、疲劳、气短等表现。一般情况下,随着血压的下降,相应的症状也会减轻或消失。

13. 血压升高一定会有症状吗?

不见得。血压轻度升高,可能不会引发明显的不适症状;但中重度高血压、突发血压升高的患者往往会有明显的症状,如头痛、头晕及胸闷等。不过,少数重症高血压患者亦不会出现明显的症状。

14. 高血压能治愈吗?

原发性高血压是终身性疾病,一旦明确诊断,即要终身治疗。部分患者经过有效的治疗后,血压可能恢复至正常水平,甚至可以停止服药,但是非药物治疗(改善生活方式等)一定要终身保持,如低盐饮食、控制体重等。但大多中重度高血压患者需要长期药物治疗。

另外,由一些特定疾病引发的高血压(继发性高血压),如原发性醛固酮增多症、嗜铬细胞瘤等,在控制原发病以后,血压也会恢复至正常水平。

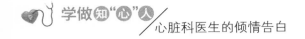

所以说,血压高有可能会被"治愈",但高血压这个疾病一定要终身治疗。

15. 高血压有什么危害?

长期不加以控制的高血压会严重影响身体健康导致疾病,如脑血管疾病、冠心病、心力衰竭、慢性肾病、眼底损害及血管损害等。骤升的血压可能直接诱发严重的心脑血管疾病,如脑出血、急性左心衰等。

16. 高血压一旦明确诊断,就必须服药,是这样吗?

不对。一些低危的高血压患者,如血压<160/100毫米汞柱且没有靶器官损害和并发症的群体,可以通过1~3个月的非药物方式进行调整,包括低盐饮食、控制体重等。如果血压恢复至正常,则不需要服药诊疗;但若血压仍不能降低,则须考虑开始药物治疗。

17. 高血压患者如果没有出现症状,就不需要服药,对吗?

不对。如前所述,一些中低危的无症状性高血压患者可以通过数月的非药物方式进行调整。如果血压恢复至正常,则不需要服药诊疗;如果血压不能降低,则须考虑开始药物治疗。

但是,如果血压中度升高(>160/100毫米汞柱),即使没有症状、没有靶器官损害及并发症,也要考虑服药治疗。而血压在(140～160)/(90～100)毫米汞柱的高血压患者,如有并发症或靶器官的损害,也应考虑服药治疗。

18. 一旦开始服药,就永远不能停止服药了,对吗?

完全错误。高血压患者应终身治疗,但不意味着需要终身服药。是否服药,服药剂量的大小,都要根据病情的变化或进展而变化。部分患者经过系统治疗后,完全可能停止服用降压药物。

19. 治疗高血压的药物越贵,效果越好吗?

当然不是。降压药的疗效与价格并非完全成比例。比如,作为利尿剂之一的氢氯噻嗪,每片不足一角钱,但与主流的几大类降压药物一样,有着很好的疗效,适合很多个体,如老年人和盐敏感性的高血压患者。

20. 降压越快越好吗? 血压越低越好吗?

一般来讲,降压要掌握缓慢、平稳的原则,用药4～12周达到目标血压即可。只有一些特别的高血压个体需要快速降压,如有严重症状的高血压、高血压危象及主动脉夹层等情况的患者。血压也不是越低越好。过低的血压容易引发头晕、乏力等供血不足的症状,甚至会诱发脑梗死。

血压计的历史 |

今天,您量血压了吗?

高血压是著名的现代"富贵病"之一。据《中国心血管病报告 2014》指出,目前我国高血压患者数量至少有 2.7 亿,每年由于血压升高而导致的过早死亡人数高达 200 万。但高血压发病隐匿,人群高血压的知晓率只有 42.6%,导致不少高血压患者错过了最佳就诊时机。

如何早期发现高血压? 如何诊断高血压? 作为头号功臣的血压计,责任担当。回溯历史,血压计的发明已跨越了数百年的岁月长河。

1628 年,哈维在做动脉试验时,发现血液在血管中的流动是有压力的。动脉血液在流动时,会对血管壁产生一定的压力,即血压。

医学家们发现了血压,但更关心如何去测量血压。

1733 年,英国霍尔斯牧师首次成功记录到动物的动脉压力。他将 9 英尺(1 英尺=0.3048 米)长的玻璃管与铜管的一端相接,而后将铜管的另一端插入至马腿的动脉内,将玻璃管垂直置放,马腿部动脉血管里的血液沿着玻璃管逐渐向上攀升,从而获得马的血压值为83英寸的高度。这是血压计发明史上里程碑式的事件。但遗憾的是,这样的测量既不安全,也不方便,难以用于测量人体的血压。

1876年,奥地利医生巴斯克成功研发了一种安全测量血压的新方法。他发明的首台小型血压计包括一个气球及与气球相连并装有水银的垂直玻璃管。在测量血压时,按压置放在桡动脉上的气球,动脉在受到压迫后能使水银柱升高,从而得出血压的具体数据。

1896年,意大利瑞旺·若齐成功研制了与现代血压计最为接近的血压计,其主要由袖带、压力表和气球三个部分构成。这种血压计在测量血压时,将袖带缠绕在手臂上,用手捏压气球后观察压力表上的数值,以得出血压值。该方法操作简单,但只能估测收缩压(高压)。

直到1904年,俄国人尼古拉科洛特科夫进一步改良了测量血压的方法——血压计的基本构造并没有变化,只增加了一个步骤:在测量血压时,在袖带里、靠肘窝内侧放上听诊器;在测量时,听诊器中传出第一个声音的血压值即为收缩压(高压);随着水银柱下降,听到脉跳声音变弱、消失时的血压值,即为舒张压(低压)。事实证明,这种方法测量血压,既安全又准确,并且一直沿用至今。

《论语》有云:"工欲善其事,必先利其器。"各种医疗器械和设备的发明,对医学事业的发展起到了至关重要的推动作用。听诊器,能让医生听到心肺疾病引发的异常声音;显微镜,能让医生看到奇妙的微观世界;X射线,能让医生直观地看到人体的内部结构……而血压计,能让医生更精准地早期发现高血压,正确管理血压,为人类心脏健康做出了卓越的贡献。

让我们向这些功臣们致以崇高的敬意吧!您还在等什么呢?赶紧用血压计测量一下自己的血压吧!

学会正确测量血压的方法

1. 测量前准备

在测量血压前,受试者应至少禁止吸烟或饮用咖啡30分钟,排空膀胱,并至少取坐位安静休息5分钟。

2. 血压计的选择

个人建议选择水银柱血压计(在正规医院或大药房均可购买)或选择臂式电子血压计(有质量保证的品牌),不推荐使用腕式血压计。

3. 测量体位

一般取坐位,如被测量者不能配合,平卧位亦可。测量时,应保证血压计与心脏位置齐平,血压计袖带束于胳膊肘窝以上1～2厘米。

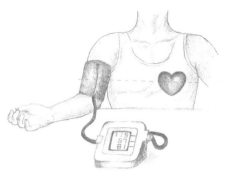

（孙诗竹作画,未经允许,谢绝转载）

4. 左右臂选择

首诊时,要测量双上臂血压;以后,通常选取读数较高一侧的上臂血压进行测量。但因为正常人通常右臂血压略高于左臂,所以一般建议选择右臂测量血压。如果双上肢血压相差＞20毫米汞柱,则应警惕上肢动脉疾病等。

5. 每天测量时间和次数

每天早晚各测量1次血压,每次测2～3遍,取平均值;血压控制平稳者,可每周1天测量血压。对初诊高血压或血压不稳定的高血压患者,建议家庭连续测量血压7天(至少3天),每天早晚各1次,每次测量2～3遍,取后6天血压的平均值作为参考值。

初患高血压,不能用"好药"吗? ▮▮▮

众所周知,高血压对身体有诸多危害,会增加冠心病、脑血管疾病的发病风险。而降低这些临床并发症的主要手段就是有效控制血压。其中,药物治疗是主要环节之一。

不少人有这样的想法:高血压治疗初期,千万不能用"好药",否则日后的血压会更加难以控制。您认同这样的观点吗?

在《老爸头痛就诊记》中,我讲述了我父亲罹患高血压的故事。当时,他的血压最高达180/110毫米汞柱,属重度高血压。我开了福辛普利(10毫克/天)+氢氯噻嗪(12.5毫克/天)的处方。服药后,他头痛的症状很快就缓解了。

令我始料不及的是,3个月后,父亲又开始头痛了。

难道血压又高了?我在心中反复揣测。很多降压药的效果并非立竿见影,尤其是长效药物,一般需要1个月左右的时间才能达到药物稳态,从而发挥稳定的降压疗效。我父亲在服药4周后,血压基本稳定在(130~140)/(80~90)毫米汞柱,效果十分理想。血压怎么又会突然开始波动呢?

疑惑之余,我问父亲:"老爸,您最近在规律吃药吗?"

父亲面露难色,说话吞吞吐吐,说道:"我给换了。"

"那两种药效果多好,您为什么换药呢?"我控制住怒火,问道。

"儿子,你别生气。事情是这样的。"父亲冲我嘿嘿一笑,不好意思地解释了事情的原委。

原来,我家邻居刘大叔看到他用药后,告诉他,刚得高血压,千万不能用这种"好药"。"好药"一旦吃上了,血压就越来越不好控制了……于是乎,父亲换用了与刘大叔一样的药物——××降压片,一天才几角钱。

当医生的都知道,直系亲属的健康问题最不容易管理,甚至,部分亲属还在想,这小子会看病吗? 在他们眼里,你不是专家、不是教授,永远都是不听话的小屁孩,相信不少同道会深有同感。

父亲在"换药事件"后,遭到包括我在内家里所有人的"严厉批评"。好在父亲及时地"痛改前非",换回原来的处方药物,目前血压又回到平稳的状态。

什么是百姓眼中的"好药",什么又是普通的降压药呢?

首先,介绍一下目前主流的口服降压药物,包括如下五大类。

1. 钙通道阻滞剂(即CCB类,如氨氯地平、硝苯地平等某某地平）。

2. 血管紧张素转换酶抑制剂（ACEI类，如福辛普利、培哚普利等某某普利）。

3. 血管紧张素受体拮抗剂（ARB类，如厄贝沙坦、替米沙坦等某某沙坦）。

4. 利尿剂（如氢氯噻嗪、吲达帕胺等）。

5. β受体阻断剂（如美托洛尔、比索洛尔等某某洛尔）。

另外，还有一些其他药物，如α阻断剂（哌唑嗪）、一些复合制剂（包括复方降压片、珍菊降压片及北京降压零号等）也可以应用于一些特定的患病个体。

百姓眼中所谓的"好药"，其实指的是价格偏贵的降压药物。而百姓口中的"普通药"，指的是一些价格便宜的药物，亦囊括了主流的降压药物和一些复方制剂。他们所谓的"普通药"，其实有时也是"好药"，只不过因为产地不同、生产厂商不同而价格各异而已。

选择降压药物，我们要明白一些基本原则，科学地选药。

1. 个体化。

如同我们选择衣装一样，服装都能遮体，但未必都适合自己：学生上学应穿校服，医生上班应穿白大衣，警察执勤应穿警服……选择降压药物也是一个道理。一般情况下，任何一种正规的降压药物都有较好的降压效果，但应针对不同的个体选择不同的药物。如高血压合并糖尿病患者应优先选

择 ACEI、ARB 类药物,高血压合并冠心病的患者应优先选择
ACEI、β受体阻断剂等。

2. 降压药物无贵贱之分。

降压药物的疗效与药品的价格并非完全成正比。比如,
作为利尿剂之一的"氢氯噻嗪",每片不足一角钱,但其与主
流的几大类降压药物一样,有着很好的疗效,适合很多个体,
如老年人和盐敏感性高血压患者等。

3. 正视"复方降压药物"。

一些"复方制剂"很廉价,降压效果明显,所以在市面上
普遍流行。到底是否能服用此类药物呢? 我个人的建议:遵
医嘱。一些复方制剂由于其药理特性,的确可以应用于一些
特殊个体。鉴于此,我国的高血压指南也做出相应的推荐。
但要注意的是,一些复合制剂的成分可能对身体产生额外的
影响,如珍菊降压片内含神经中枢抑制剂和利尿剂,高血压
合并痛风患者是禁用这类药物的。

总而言之,降压药物的选择应秉承"不求最贵、但求最
适"的原则,而百姓口中的"不能随便服用'好药'"是不靠
谱的。

黛玉妹妹与低血压 |

　　心脏,被喻为人体的发动机,负责把血液输送到各大动脉及身体的各个脏器。在这个过程中,血压是动脉血液持续流动的动力保证。

　　儒家思想,秉承"中庸之道";血压亦如此,讲究的是"恰如其分"。过高的血压,会增加心脏的负担,引发一系列并发症;而过低的血压,则可能导致一些重要脏器供血不足,出现头晕、乏力,甚至休克。

　　目前,我国至少有2.7亿名高血压患者。据统计,70%的脑卒中和50%的心肌梗死是由高血压导致的。因此,医学家们把更多的精力放置于高血压防治方面,而低血压却备受冷落。然而,低血压患者并不在少数。

　　周一早上,我去门诊帮朋友办理出院手续。门诊大厅人潮涌动,6个挂号窗口的队伍排如长龙。

　　当办完出院手续,正准备转身离开时,我突然看见紧挨着出院结算的六号窗口,有一个熟悉的背影——她个子不高,身材纤瘦,披肩直发,穿着白色T恤、蓝色牛仔裤。

"怎么这么眼熟?"我在心里嘀咕,索性走过去看看吧。她看到我了,目不转睛地盯着我,没等我开口,就说道:"惠啊,怎么这么巧! 原来你在这家医院工作啊。"

这张熟悉的面孔,勾起了我对高中时的回忆。她是曾经的班花:林美玉。记得在第一次班会上,她介绍自己:"我叫林美玉,林黛玉的林,美丽的美,林黛玉的玉。"打那以后,她就有了一个绰号"小林黛玉"。后来,我们成了前后桌,相处得特别融洽,都叫她"黛玉妹妹"。

"天哪,这不是黛玉妹妹嘛! 我们的美女班花,娇容依旧啊。"在医院里偶遇老同学,我是又惊又喜,兴奋地说道。

一阵寒暄调侃拉近了彼此的距离,同学更像是多年未见的亲人。林美玉高中毕业后,考上了北京一所师范大学,毕业后留校任教。

"你在京城过得怎么样?"我问道。

"除了雾霾,一切还好。"林美玉嘿嘿一笑,说道,"听老同学们说,你都是心脏病专家了,混得不错嘛。只是没想到你在中心医院工作。真有缘分,今天遇到你了,掐指一算,都十几年没见面了啊。"

"对啊,缘分呐! 机缘巧合,我当医生了。"我回道,"对了,你来医院干吗?"

"哎,老毛病又犯了,整天昏昏欲睡,头晕,没劲儿。学校放暑假了,回大连休息一段时间,也抽空过来看看。

林美玉的名字与林黛玉相似,身子骨也与其颇为神似:皮肤白皙,身材娇小,喜欢博览群书。高中时,她从不上体育课,同学们当时还以为她故意偷懒呢。

"你从没去医院检查过吗?"我问道。

"工作以后,学校安排体检过,检查结果都正常,好像没大事儿。"林美玉唉声叹气地说。

"你跟我回办公室吧,我先帮你看看。"我安慰林美玉,把她带到我的办公室。

在临床工作中,我们经常会遇到像林美玉这样的病例:年轻女性,体质瘦弱,时常有头晕、乏力等症状。而很多人认为这单单是体质差的表现。但作为医生,自然不会"想当然"地这么认为。对于每个患者,无论病情轻重,我们都会根据症状表现、个体情况,逐一排查可能引发症状的疾病。

一般来讲,针对林美玉的身体情况,首先需要排除四大类常见疾病——营养不良、贫血、甲状腺功能减退和低血压。

林美玉虽然体弱,但饮食没问题、消化功能尚可,不支持营养不良的诊断;她体检时的血液化验指标正常,血红蛋白130克/升,亦排除了贫血;甲状腺功能的指标也完全正常。

剩余最有可能的诊断,即为低血压。

"你血压怎么样啊?"我寻思片刻,问道。

"体检那次,高压是95(毫米汞柱),低压是65(毫米汞柱）。"林美玉回道，"后来也间断测量过几次，最低的时候，高压是80（毫米汞柱），低压是50（毫米汞柱）。"

我赶紧找来血压计，给林美玉测量了一下血压：85/55毫米汞柱。

"好了，我知道了！你的病根找到了：低血压。"我笑道。

"可我妈跟我说，她年轻时也这样，没大碍，现在身体也行啊。而且我几个朋友也有这样的问题，都说不是病。"张美玉反驳我说。

"你妈是大夫，还是惠大夫是大夫？！ 就烦你们这种患者，不是我妈说，就是我爸说，再就是亲戚和邻居说！ 如果他们都懂，要大夫干嘛！"我狠狠地白了她一眼，打趣道。

林美玉嘿嘿一笑："惠大夫，黛玉妹妹错了，谨听教诲啊。"

医学上，把血压低于90/60毫米汞柱视为低血压。低血压常由严重心脏病、失血、感染及药物等因素所诱发，这些情况被称为"休克"状态，如心源性休克、感染性休克等。但是，有一种低血压被称为原发性低血压，亦称为体质性低血压，它是"非病理性"的，发病者无器质性疾病，亦找不到具体病因，常见于正常"健康"者。

原发性低血压的人群往往有如下特征：多为20～50岁的女性、老年人、体质较差的瘦弱者或有家族遗传史者。林美玉三项指标基本全占：当年34岁；身高160厘米，体重45千克,体重指数17.6,属体重过低[①];其母有低血压,亦有遗传因素。

原发性低血压的症状表现不一:轻症者,可无症状;重症者,可出现乏力、疲劳、头晕,甚至黑矇、晕倒等,尤其是在天气炎热时,症状更明显。

没等说完,林美玉迫不及待地说道:"我的症状属于略重呀。吃什么药好用,赶紧告诉我啊。"

"莫急,听我说。"我不紧不慢地继续说道。

目前,并没有治疗原发性低血压的特效药物。人为无法改变遗传因素,但可以改变体质。其一,改善饮食结构,增加膳食营养,多摄入优质蛋白,如瘦肉、鸡蛋、豆制品等,将体重指数控制在合理的范围内,即18.5~23.9;其二,加强运动锻炼,增强身体素质,建议经常进行户外有氧运动,每周至少5天,每天至少30分钟。一般来说,做到如上两个方面,多数原发性低血压患者的血压能恢复至正常范围内。

医生喜欢听话的患者,林美玉就是其中一位。她采纳了我的建议,学会了打羽毛球,并参加了校队,据说在大学运动会中取得了骄人的成绩。当然,她的低血压症状也没有了。

---

①体重指数(BMI):体重(千克)/[身高(米)×身高(米)]。BMI在18.5~23.9为正常,24~27.9为超重,≥28为肥胖,<18.5为体重过低。

高脂血症患者一定需要服药吗？

在一次患者健康科普课上，我分享了关于"高脂血症的预防与治疗"方面的内容。会后，听众反应强烈，并提出了不少关于血脂的问题。其中，两名听众的问题极为相似，我却给予了不同的建议。

听众甲：王先生，男性，30岁，外企职员，平时身体健康，身材微胖，喜欢喝啤酒，单位每年安排一次体检。当年的各项化验指标除血脂外，其余均正常。化验单示：低密度脂蛋白胆固醇4.2毫摩尔/升（mmol/L），有向上的箭头①，报告单结论为"高脂血症"。

听众乙：刘先生，男性，50岁，文职，有高血压病史，一年前被确诊为冠心病。门诊复查血脂结果显示：低密度脂蛋白胆固醇3.4mmol/L，亦有向上的箭头，报告单结论为"高脂血症"。

---

①化验单中，向上的箭头提示检查结果高于参考值，向下的箭头提示检查结果低于参考值。

王先生、刘先生同为高脂血症,都问我应该如何治疗。

我告诉王先生:"少吃油腻、高胆固醇类的食品,戒酒,控制体重,不需服药。"

但针对刘先生的身体状态,我说:"除了改善饮食结构外,必须服用他汀类的降脂药物,而且要将低密度脂蛋白胆固醇控制在1.8mmol/L以下。"

刘先生不解,问:"王先生的血脂比我的还高呢,为什么他不用服药,反而我要服药呢?"其实,王先生也有相似的疑问。

若要解释这些疑问,应从血脂的概念说起。

血脂是血浆中的胆固醇、甘油三酯和类脂的总称。总胆固醇是血液中各种胆固醇的总称,主要包括低密度脂蛋白胆固醇和高密度脂蛋白胆固醇等。

没有血脂,就没有动脉粥样硬化,自然也就不会发生冠心病。然而,血脂又是维系生命的基本元素。其中,甘油三酯为人体供能,参与能量代谢;胆固醇则是合成细胞膜、激素等的必需原料。不难理解,血脂过低,会影响人体的正常功能;血脂过高,则会诱发并加速动脉粥样硬化的进程,最终导致冠心病、脑梗死等心脑血管疾病。因此,血脂不能太高,亦不能太低,而要维持在合理的范围之内。

营养学的研究表明,一只鸡蛋所含的胆固醇量就基本能满足人体每天的需求量。现如今,人们生活富裕了,鸡蛋和富含胆固醇的食品再也不是所谓的"奢侈品"了,导致严重低血脂的人少之又少,而高血脂的人却越来越多。

2010年,我国调查统计了成年男性和女性的血脂情况。其中男性和女性的总胆固醇≥6.22mmol/L者分别为3.4%和3.2%,甘油三酯≥2.26mmol/L者分别为13.8%和8.6%,男性45～59岁、女性≥60岁的高胆固醇血症患病率最高。医学研究业已证明,男性≥45岁、女性≥55岁正是冠心病的高发年龄。不难发现,随着年龄的增加,高脂血症的患病率增高,冠心病的发病率也随之增加。

所谓的高脂血症①,指的是血液中的总胆固醇、甘油三酯和低密度脂蛋白胆固醇的含量升高,而其中的低密度脂蛋白胆固醇是冠心病最主要的致病因素。故防治冠心病,应以低密度脂量蛋白胆固醇的降低为重。

然而,低密度脂蛋白胆固醇指标的高与低、多与寡,因人而异。比如,对于冠心病风险度低危的群体,我国血脂指南推荐其目标值为＜4.1mmol/L,即使略高于目标值,亦可考虑非药物干预方式,如调整饮食结构、减肥等;对于已发生冠心病的人群,推荐其目标值为＜1.8mmol/L,且不论实际血脂水

①胆固醇,主要包括高密度脂蛋白胆固醇和低密度脂蛋白胆固醇。前者有对抗动脉粥样硬化的作用,该指标升高,对人体有益。因此,"高脂血症"的说法欠严谨,应改为"血脂异常"。而如此说法,只是为了便于读者理解。

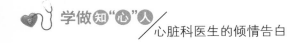

平高低,基本所有人都应该起用他汀类①的降脂药。

　　文章至此,相信读者能理解王先生和刘先生血脂管理策略不同的原因了吧。王先生的血脂略高,但属于冠心病的低危人群,完全不必急于服用降脂药物;而刘先生的血脂虽然比王先生低,但他已罹患冠心病,应立即启用降脂药物治疗,而且需要把低密度脂蛋白胆固醇水平降至1.8mmol/L以下。

---

　　①他汀类药物是目前主流的降脂药物之一,能明显降低低密度脂蛋白胆固醇水平,用于冠心病及高危人群的降脂治疗。

练就火眼金睛，识别好、坏胆固醇

高脂血症是臭名昭著的"三高"之一。高血压者，常有头晕、头痛等症状；糖尿病者，常有"三多一少"等表现，即多饮、多食、多尿、体重减低；唯独高脂血症，在引发人体器官损害之前，可能不会有任何不适症状，因此往往易被忽视。所以说，早期检测血脂水平对维护心血管系统的健康有着极为重要的意义。

如前文所述，血脂主要包括胆固醇和甘油三酯，而血脂化验主要由4项构成——总胆固醇[①]、低密度脂蛋白胆固醇、高密度脂蛋白胆固醇和甘油三酯。

为了便于读者理解，特选取一名高血压住院患者的化验单，供大家参考学习，见表4-1。

病例：男性，50岁，高血压，有吸烟的嗜好。

[①]总胆固醇是指所有胆固醇的总和，包括高密度脂蛋白胆固醇和低密度脂蛋白胆固醇等。

表4-1　病例的化验结果

血脂指标(简写)	数值(mmol/L)	参考范围(mmol/L)①
总胆固醇(TC)	5.80	3.11～5.18
低密度脂蛋白胆固醇(LDL)	4.01	2.07～3.12
高密度脂蛋白胆固醇(HDL)	1.27	1.04～1.55
甘油三酯(TG)	1.29	0.56～1.70

自古以来,臣有忠奸之分,血脂亦有好坏之别。该发现最早可追溯至几十年前的Framingham大型心脏研究。Framingham研究起始于1948年,研究者入选了美国玛莎诸塞州的一个城市——Framingham的常住人口作为研究对象。20年后,研究结果显示,冠心病与吸烟、高血压、高脂血症等有密切的相关性。也就是说,高血压者、高脂血症者和吸烟者的冠心病发病率明显高于正常健康人和非吸烟者。

随着研究的一步步深入,研究者发现,血脂成分中的胆固醇亦有好坏之分。换言之,有的胆固醇水平升高,会危害人体健康,增加心脑血管疾病的发病率;而有的胆固醇水平升高,反而有益于身体健康。

首先,来讲"坏胆固醇"——低密度脂蛋白胆固醇。

没有血脂,就没有动脉粥样硬化,自然也就不会发生冠心病。低密度脂蛋白胆固醇是致动脉粥样硬化的基本因素,

————————

①严格来讲,血脂的参考范围应该根据患者的病情不同而异,此范围仅供与具体血脂数据对比而用。

是"坏胆固醇"。它参与动脉粥样硬化疾病的发生和发展,是目前临床上最受关注的胆固醇指标。

在检查血脂时,唯一不可缺少的指标就是低密度脂蛋白胆固醇[1],特别是已罹患冠心病和脑血管病的患者。一般来讲,低密度脂蛋白胆固醇数值越低,心脑血管病的发生率越低,即"越低越好"。

而后,再讲讲"好胆固醇"——高密度脂蛋白胆固醇。

高密度脂蛋白胆固醇也是胆固醇的成分之一,但它的作用与低密度脂蛋白胆固醇相反,具有抗动脉粥样硬化的作用。其作用机制是将多余的胆固醇带出血管,转运回肝脏进行分解代谢。换言之,高密度脂蛋白胆固醇数值越高,越有益于心血管健康。

我们一起来分析病例中的血脂化验单:低密度脂蛋白胆固醇("坏胆固醇")水平升高,是否需要进行药物降脂治疗则需要根据患者心血管病危险分层而定。该患者有高血压,并有吸烟的爱好,应该将低密度脂蛋白胆固醇水平降至2.6毫摩尔/升以下[2]。

再看病例中的"好胆固醇"——高密度脂蛋白胆固醇,该数值在正常的参考范围内,如果该指标升高,则对身体是有

[1]低密度脂蛋白胆固醇虽然是"坏胆固醇",指标"越低越好",但它也是血液中必不可少的组分之一。有的研究认为,低密度脂蛋白胆固醇浓度即使低于1毫摩尔/升,亦可满足人体的生理需求。

[2]血脂目标值参照《2014年中国胆固醇教育计划血脂防治专家建议》的标准。

益无害的。

然而,不管胆固醇好坏与否,它们都是血液中不可或缺的一部分。如若发现血脂异常,不要惊慌失措,找心脏科医生协助评估病情,评价是否需要服用药物降脂,以及血脂数值需要降至何种程度等。

文末,再和大家一起认识血脂家族的另外一个重要成员——甘油三酯。

甘油三酯是人体内含量最多的脂类,负责给机体供能,血液中理想的甘油三酯浓度应<1.7毫摩尔/升。如病例所示,甘油三酯水平轻度升高,完全不必服药,通过改善饮食结构、减肥、运动及戒酒等方式干预即可。但是,如果甘油三酯浓度≥5.6毫摩尔/升,则应积极服药了,通过降低甘油三酯水平来预防急性胰腺炎。

《西游记》中,齐天大圣孙悟空在太上老君的八卦炉中,火烧七七四十九天,意外练就一副"火眼金睛"。而今,通过阅读此文,希望您也能练就一副"火眼金睛",了解血脂和胆固醇,识别好、坏胆固醇,以便更好地维护自身心血管系统的健康。

降脂时代的明星

1815年，法国科学家谢弗勒尔（Chevreul）正式命名了一种油脂性的化学物质——胆固醇。胆固醇是哺乳类动物细胞膜的基本组成单元，也是合成各种甾体类激素、胆汁酸、维生素D的前体。因此，胆固醇对维持机体的正常功能意义非凡。

胆固醇固然重要，但体内的含量越多越好吗？答案并非如此。

在1856年，德国病理学家斐尔科（Virchow）大胆地提出了"胆固醇假说"。该假说认为，胆固醇沉积在动脉血管壁内，能直接导致动脉粥样硬化和冠心病。遗憾的是，在当时，他的观点并没有得到更多人的认可。

最负盛名的Framingham心脏研究起始于1948年。该研究结果证实，高胆固醇血症会增加冠心病的发病率。随后从20世纪60年代开始，全世界范围内进行了大量有关降低胆固醇防治冠心病的研究。研究结果表明，血浆胆固醇水平每降低1%，冠心病的风险可降低2%。最初，这些研究采取的

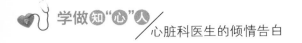

是饮食治疗方案,即通过控制胆固醇的过多摄入来降低冠心病的发病率。

然而,仅通过控制饮食中胆固醇的摄入量,仍获益有限。基础研究发现,人体肝脏内每天合成的胆固醇为1.0～1.2克,是体内胆固醇的主要来源,即内源性途径;通过食物摄入的胆固醇是外源性途径,仅占体内合成胆固醇的1/7～1/3,故控制饮食对体内胆固醇总含量影响较小。正是由于该机制,2016版的中国膳食指南取消了胆固醇摄入的上限[1]。值得注意的是,这并不意味着可以毫无节制地摄入高胆固醇食物。

与此同时,各种口服降脂药物陆续粉墨登场,如他汀类、吉非罗齐、考来烯胺等。其中,他汀类药物作为最耀眼的降脂明星,可以通过抑制肝内HMG-CoA还原酶的活性,从而发挥降低血浆胆固醇浓度的作用。而该药的发现却要追溯到40年前。

20世纪70年代,日本三共制药的科学家远藤彰研究微生物代谢产物的活性。他当时提出了一个假设:真菌产生次级代谢产物抑制胆固醇合成,来躲避寄生物的侵袭。而真菌细胞壁内含有麦角甾醇,无胆固醇,这就意味着它可能有抑制胆固醇生成的物质。此后,远藤彰在6000余份样品中找到了抑制HMG-CoA还原酶的物质,而其中之一,就是最早的他汀

①2000年版的中国膳食指南提出,每天膳食摄入的胆固醇量应＜300毫克。

类药物——美伐他汀。

1978年,默克公司的艾佰茨(Alberts)从青霉菌中分离出洛伐他汀。

1987年,洛伐他汀获得美国食品药品监督管理局的批准而上市。

1994年,被誉为他汀历史的里程碑研究"4S研究"问世。该研究证明,服用辛伐他汀者的低密度脂蛋白胆固醇浓度平均降低了35%。更为重要的是,与对照组(服用安慰剂者)相比,药物组因冠心病死亡的相对风险降低了42%。

"4S研究"为德国病理学家斐尔科(Virchow)的"胆固醇学说"提供了最直接有力的证据。随之,一系列大型的研究均证实,冠心病及高危人群在服用他汀类后,其冠心病死亡率明显降低了,预后也得以改善。自此开始,他汀类药物对抗冠心病的这场大戏正式拉开了帷幕。

回溯他汀类药物的四十载岁月,独有一种"称霸天下,舍我其谁"的英雄气概。但俗话说得好:"人无完人,金无足赤。"少数对他汀类药物不耐受或服药后血脂仍未达标的群体可能就需要服用其他降脂药物了[1]。

---

[1] 除他汀类降脂药物外,胆固醇吸收抑制剂——依折麦布为降低胆固醇的二线药物。另外,新型降脂药物前蛋白转换酶枯草溶菌9抑制剂(PCSK9抑制剂)正在进行临床药物试验中,或许,该药会成为"他汀后时代"的明星降脂药物。

追击腿抽筋的元凶 ▎▪▪▪

"腰酸、背痛、腿抽筋,请服用××钙。""这人啊,一上了年纪就缺钙,过去一天3遍地吃,麻烦! 现在好了,有了新×××高钙片,一片顶过去5片,高钙片,水果味,一口气上五楼,不费劲儿!"

……

这些广告宣传词,朗朗上口,风趣幽默,早已响遍大街小巷,与此同时,对人们的健康观念也产生了潜移默化的影响,几乎每个老百姓都认为:腿抽筋就是因为缺钙。可事实真的如此吗?

一个夏日的傍晚,邻居小王和他父亲在院里喝着工夫茶。我在小院里给花浇水,无意间,听到了两父子的对话:

"儿子,这年龄大了,身子骨不行喽。"王大爷摇着头,笑着说道。

"老爸,您刚过66大寿。在国外,这才是中年。您哪,年轻着呢。"小王给王大爷斟上一杯满茶,回道。

王大爷接着说:"儿子,最近我这老寒腿又犯了,原来是没有劲儿,现在又开始抽筋了,腿痛得厉害啊。"

"您老就是年轻时落下的病根,这几天在家好好休息,别走太多路了。"小王看了看老爷子,说道,"腿抽筋,就是缺钙。人家都说了,咱中国人都缺钙! 等儿子给您买点钙片补补。"

老爷子开心地笑道:"好! 好! 好儿子,老爸没白疼你啊。"

这两父子一唱一和,开着玩笑,把我都逗乐了。浇完花,我跟两父子打了个招呼后,就回屋了。

一个月后,我下班回家。看见小王站在我家院子门外,抽着烟,满面愁容。

"这是怎么了,兄弟。"我招呼道。

"哥,等你呢。"小王看到我喜出望外,赶忙把烟掐了,说道。

"来,进屋说。"

"哥,是这么回事。"接着,小王跟我说起了事情的原委。

小王自从知道他父亲腿抽筋的毛病后,当晚就去药房买了钙片,按说明书的方法服用,每天2片。结果,老爷子的抽筋、腿痛症状不但没好,反而加重了。这下,可把小王愁坏了。

"别人吃了个把月就好了,这都一个月过去了,我家老爷子的毛病还没好。没办法,就来麻烦大哥了,帮我想想办法

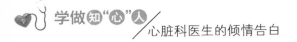
啊。"小王沮丧地说,"老爷子都抽血化验了,血里的钙没有问题。"

说完,把化验单、钙片包装和说明书一起从口袋里拿了出来。

"血钙正常不等于不缺钙啊,兄弟。"我笑道。小王买的钙片没有问题,是正规厂商的药品,每片600毫克,每天2片的剂量也没有问题。

"这样,既然老爷子小腿的肌肉疼,有可能是肌肉的问题。你再去化验一次,查一下肌酸激酶(CK)[①]。"

第2天,小王把肌酸激酶的化验单拿来了:500国际单位/升(U/L)。

"嗯?肌酸激酶怎么这么高?"我在心里嘀咕。

"老爷子最近摔着了吗?"我问。

"除了突然腿痛、抽筋外,身体没有任何异样,没摔着、没碰着。"小王回道。

心内科医生特有的直觉告诉我,难道是药物因素?

"老爷子最近吃什么药了吗?"我想了想,问道。

"哦,吃了一些。老爷子有糖尿病,脖子上的动脉血管堵了。医生说让吃阿司匹林和他汀来着。他汀的具体名字我

---

①肌酸激酶主要存在于骨骼肌、心肌中,其次是脑组织和平滑肌。剧烈运动、外伤、手术、心肌病变及骨骼肌损伤都可能引起该指标升高。在用酶偶联法测定时,男性的肌酸激酶正常范围是38～174国际单位/升(U/L)。

忘了。"

"阿托伐他汀,瑞舒伐他汀,还是辛伐他汀?"说到这儿,我心里便有了答案。

"对对对,就是辛伐他汀。哥,你太厉害了。"小王竖起了大拇指,"你肯定知道什么问题了吧。"

"嗯。腿抽筋的元凶找到了,它就是辛伐他汀。"我肯定地说道。

"怎么会这样啊,这个药怎么还有这个副作用啊?"小王不解地问。

如前文所述,根据王大爷的身体情况——老年人、有糖尿病病史、颈动脉有粥样硬化斑块,医生开了阿司匹林和他汀类降脂药物,没有问题。可问题出在少数人在服用他汀类药物后,发生了肌肉损伤等副作用。

据统计,他汀类药物主要有如下的副作用。

1. 肌肉损伤:0.1%以下的患者可发生肌肉损伤,引发肌肉疼痛、乏力和血肌酸激酶(CK)水平升高。如有发生,可考虑减药,或换用其他他汀类药物,抑或更换其他降脂药物。极少数病例可引发致命性的横纹肌溶解。早些年,他汀类药物之一西立伐他汀(拜斯亭)则因为引发过多的横纹肌溶解症而退出市场。

2. 损伤肝功能:0.5%～1%的患者在服用他汀类药物后出现不同程度的转氨酶升高,且呈剂量相关性,即服用剂量越大,转氨酶升高的发生率越高。但在多数情况下,转氨酶升高是一过性的,在减量、停药甚至不停药的情况下,多数患者的转氨酶水平亦可恢复正常。目前认为,在服用他汀类药物后,只有转氨酶升高≥3倍正常值时,才考虑减药或停药。

3. 其他副作用:有研究发现,他汀类药物可能增加新发糖尿病的风险。然而,服用他汀类药物能显著降低糖尿病患者发生心血管病的风险,可谓“功远大于过”。也有研究发现,服用他汀类药物可能增加脑出血的风险,但尚存争论。另外,少数患者在服用他汀类药物后,可出现头痛、恶心、皮疹等不良反应,如症状不严重,不影响继续服药。

我告诉小王,将辛伐他汀暂停使用一段时间,然后换用阿托伐他汀。

果然不出所料,停药不到1周,王大爷的腿痛、抽筋症状就消失了。遗憾的是,在换用阿托伐他汀后,仍然有相同的症状。我分析,王大爷这种体质是对他汀类药物的“不耐受”,于是,更换了另外一种降低胆固醇的药物“依折麦布”。此后,王大爷的症状就再也没有发生过了。

众所周知,药物是把“双刃剑”,能治病,亦能致病。医者,唯有精准地把握药物特性,根据个人体质,扬之所长、避之所短,才是治病救人的王者之道。

说说血糖那些事儿 |

糖、蛋白质和脂肪是维持生命活动的三大主要营养元素。其中,糖主要负责给人体供能。

糖,源自五谷杂粮,广泛存在于米、面和水果等食物中。当人食用后,其通过胃、小肠消化吸收,分解为葡萄糖,后者经肝脏吸收入血,成为血糖。

血糖源于食物,故在摄食后,血糖自然会升高。而后,它依靠血液循环,输送至身体的各个器官并被加以利用。然而,血糖进入并滋养细胞的过程,需要依赖一种激素的辅助,即胰岛素。当然,并非全部血糖都能被完全利用,剩余的血糖在胰岛素的帮助下,储存在肝脏、肌肉和皮下组织中。

胰岛素由胰腺的β细胞分泌合成。它能感知血液中的血糖水平,一旦血糖水平升高,它则"拔刀相助",自胰岛细胞分泌入血,帮助细胞利用血糖,从而降低血糖值。

可是,胰岛素的承受能力有限。如果长期大量摄入高糖食物,胰岛素就可能难以胜任繁重的任务,导致功能衰退,从而使机体不能充分利用血糖,最终引发高血糖。另外,因为胰岛素可以帮助将剩余的血糖储存在皮下组织中,如果过度肥胖,身体细胞会发出不再需要血糖的信号,导致血糖不能被细胞利用而大量蓄积在血液中,从而引发高血糖。这就是大多数糖尿病的发病机制,即2型糖尿病①。

如果胰岛不能分泌足够的胰岛素或者完全不能分泌胰岛素,则会导致大量血糖在血液内堆积,我们称之为1型糖尿病。1型糖尿病多见于青少年。

人类对糖尿病的认识,最早记录到公元前11世纪我国殷朝的甲骨文中(领先于国外)。据资料记载,直至公元前2世纪,古埃及、希腊和罗马纸草纸上才出现了与糖尿病相关的记载。

东汉末年医学家张仲景是我国论述糖尿病的第一人,他当时描述一名病患:"日饮水一斗,小便亦一斗,名为消渴病。"公元前600年,唐朝的甄立言是我国诊断糖尿病的创始者,他在《古今录验方》中记载:"渴而饮水多,小便频数,有甜味。"

不难发现,早在几千年前,医学家们就发现了糖尿病,并描述了它的典型症状:"三多一少",即多饮、多尿、多食,体重减低。但是,并非每个糖尿病患者都有典型的糖尿病症状。

①本文所述的糖尿病,指的是2型糖尿病。

有的患者会出现口渴、多饮、尿频；有的患者突然喜甜食；而有的患者初期发病隐匿，没有任何症状，因体检发现血糖升高、尿糖阳性，方才得以确诊。

然而，糖尿病的真正可怕之处在于它所带来的严重并发症。长期持续的高血糖能直接损伤大、小血管和神经系统，造成人体功能失调。如下列举四种常见的、严重的糖尿病并发症。

1. 糖尿病肾病。长期的高血糖状态，毛细血管是最先被攻击的目标，尤其是肾脏的毛细血管。当肾小球毛细血管被损伤后，肾脏的排毒功能下降，过多的蛋白质随着尿液排出，最终导致蛋白尿、慢性肾功能衰竭，部分患者甚至需要血液透析治疗。

2. 糖尿病视网膜病变。长期血糖升高，能导致视网膜毛细血管形成血管瘤或出血破裂，重者能影响患者视力。据有关数据统计，成年人失明的主要原因之一即是糖尿病。

3. 糖尿病神经系统病变。糖尿病患者容易发生末梢神经病变，患者常有四肢末梢麻木、小腿疼痛等症状，重者会影响患者的痛觉反应。糖尿病患者远期的下肢神经功能异常和血管病变引起的足部溃疡、感染，最终能导致糖尿病足，重症者会出现足部组织坏死，甚至需要截肢。

4. 动脉粥样硬化性疾病（如冠心病、脑梗死等）。高血糖

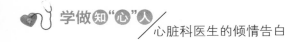

能损伤动脉血管内皮,促进动脉粥样硬化的形成。与非糖尿病者相比,糖尿病患者的冠心病及其他动脉粥样硬化性疾病的发病率可成倍增加。

什么原因导致血糖升高和糖尿病①呢?我们又应该如何应对呢?

1. 膳食结构不合理。长期大量食用高糖类食品会加重胰岛的负担,导致胰岛素功能低下,即"胰岛素抵抗"。公元前500到前400年,《黄帝内经·奇病论篇》中提到:"肥美之所发也,此人必数食甘美而肥也,肥者令人内热,甘者令人中满,故其气上溢,称为消渴。"文中提到,多吃甜食易得"消渴"。

因此,控制饮食中高糖、高碳水化合物食品的摄入,是预防糖尿病的首要环节。唐朝医学大家孙思邈力荐"食饵疗法"——控制米、面、水果的摄入。他说:"节制咸食和米面者,如果能如斯,虽不服药而自可无他,不知此者,纵有金丹也不可救,深思甚之。"

2. 缺乏运动。运动量减少已是目前我国国民普遍存在的问题。据中国健康与营养调查结果显示,与10年前相比,我国18～49岁居民体力活动量下降了约三成。大量研究数据证明,运动能增加胰岛素敏感性,还有助于控制体重。因

---

①本文所述的糖尿病,指的是2型糖尿病。

此,适度的体育锻炼是糖尿病防治的重要环节之一。隋朝太医巢元方在《诸病源候论》中记载:"先行一百二十步,多者千步,然后食。"这段论述足以证明,在千年以前,医学家就知道运动的价值所在。

3. 遗传因素。糖尿病是一种生活方式病,当代糖尿病人群日益增多的原因正是其不良的生活方式。高糖食物摄入过多、缺乏运动锻炼,是两个主要的因素。然而,肥胖者和多食者一定会患上糖尿病吗?回答是否定的。因为遗传基因也是影响糖尿病的重要因素。日本的一项研究表明,如果父母皆患糖尿病,则其子女发生糖尿病的概率为58%;如果父母中有一人患糖尿病,则其子女的患病概率为27%。

《荀子·王制》中书:"水则载舟,水则覆舟。"用此句来形容血糖与人体的关系也再恰当不过了。血糖是生命的基础,但较高的血糖却是众多血管疾病的元凶。据2010年中国慢性病调查数据显示,我国成年人的糖尿病患病率约为11.6%,而这还是6年前的数据,那么今天呢?

毋庸置疑,在未来数年内,糖尿病的患病群体会越来越大,这就意味着将会有更多人饱受糖尿病的困扰。身为医者,必将身利用我之所学,让人们充分认识糖尿病,防患于未然,控制糖尿病的肆意蔓延,将其对人类健康的危害降至低之又低。

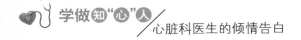

正所谓:民之健康,匹夫有责!

文末,请问,亲爱的读者,您查过血糖吗?

致命的低血糖

2015年1月23日，大连的气温跌至零下18.8℃，追平了大连有气象记录以来的最低市区气温。冷风割面，路上行人寥寥无几。

医院急诊室却异常忙碌，与外面的冰雪世界形成了鲜明的对比。抢救室里摆满了担架车，门口挤满了焦急的家属，拥挤的走廊里甚至没有落脚的地方。

我恨不得变身哪吒，拥有三头六臂，问病史、查体、开检查单、下处方医嘱……

"请大家快让开，快让开。"一个大嗓门的声音从急诊室门口传来，"快，快找大夫。中毒了，中毒了。"

只见一个中年人，一边飞速推着轮椅，一边喊嚷着。轮椅上是个老年男性，估计六十来岁，围着头巾，穿着粗麻衣服，脚上的布鞋还附着些泥草。他像软泥一样，斜靠在椅背上，眼睛微睁，面色苍白。

"飞飞，过来帮忙，把患者抬到平车上。"我对护士郭飞飞说道。

"家属,这大爷怎么了?"我问推轮椅的中年人。

原来,中年人和患者同姓张,家住大连郊区的张家村。大雪封山,没有农活可干,就去找张大爷打扑克。到了张大爷家发现,老爷子像醉酒一样躺在火炕上,家里全是煤烟的味道。

"肯定是煤气中毒①了。我就赶紧打车,把老爷子送过来了。"

"好的,替老张谢谢您了。您说得有道理,我这就安排检查。"我对他竖起大拇指,说道,"老爷子有没有其他疾病?"

中年人摇了摇头,说道:"这个我就不知道了。"

"好吧,您赶紧电话通知他的直系亲属,这边先交给我们。"我说道。

中年人说得有道理。冬季里,农村煤气中毒的病例不在少数。"飞飞,立即检查血气,心电监测,吸氧,测量血压、心电图,还有……"我总感觉不太对劲,迟疑地说道。

"怎么了,惠大夫?"飞飞问道。

"每个患者家属的口述,对鉴别诊断很重要,但不能左右我们的判断! 其他检查也要完善一下,联系放射科,急查一

---

①煤气中毒,即指一氧化碳中毒,是指含碳物质燃烧不完全时的产物经呼吸道吸入引起中毒的症状。检查血气可以协助明确诊断。正常人血液中碳氧血红蛋白含量可达5%~10%,轻度一氧化碳中毒者血中碳氧血红蛋白可高于10%,中度中毒者可高于30%,严重中毒时可高于50%。

个脑CT。另外,把大生化、血尿常规也检查一下。"

"明白,马上执行。"

15分钟后,血气结果回报"碳氧血红蛋白正常"。脑CT结果回报"腔隙性脑梗死"。

果然没那么简单! 证实了我心中的疑惑。如此严重的症状,没有樱桃红样皮肤变化,碳氧血红蛋白正常,煤气中毒的可能性并不大。CT提示腔隙性脑梗死,患者没有病理反射,基本也除外了急性脑血管病的可能性。

会是什么疾病? 难道是……

"对了,患者的直系家属来了吗?"想到这,我急忙问中年男人。

"来了,在门口候着呢。"

"赶紧让他进来。我要问问病史。"

一女家属慌里慌张进了抢救室,问道:"大夫,怎么样了? 我爸没事儿吧?"

"别急,我问你,老爷子以前有没有什么病?"

"哦。老爷子平时体格还不错,就是有糖尿病。"

听完,我一激灵,接着问:"是不是用药了?"

"嗯,大夫,现在天天用胰岛素,一天三四针,叫什么诺和胰岛素来着。"

"好了,知道了。你赶紧去把大生化的检查单拿来吧,我得看看血糖结果。"

几分钟后,家属把血糖检查单取了过来。

"血糖:1.7毫摩尔/升(mmol/L)!"真相大白,原来张大爷是低血糖了!

"飞飞,赶紧静脉补充糖水。"

"好咧,惠大夫,你的直觉可真准啊,果然不是煤气中毒。"飞飞吐了一下舌头,笑着说道。

"哈哈,差得远啊!真准的话,上来就应该直接查指尖血糖了!"

半小时后,张大爷的精神逐渐好转。两个小时后,走路都没有问题了。

这就是得了低血糖!

所谓低血糖,是由于血浆血糖浓度过低而引发的一系列综合征。轻者产生疲劳、乏力、心慌等不适症状,重者能影响脑组织细胞功能,引发记忆力减退、反应迟钝、昏迷,并可能留下终身后遗症,甚至直接导致死亡。

低血糖的病因众多,如高胰岛素血症、胰岛素反应性释放过多、不恰当使用药物等。

故事的主人公张大爷后来告诉我,他中午用了16国际单位(U)胰岛素,本来半小时后开始吃饭,结果家里太冷,生炉子取暖,忙叨忙叨就没来得及吃饭:长时间的体力活动,加之使用胰岛素后未按时进食,导致了老张的低血糖反应。

意大利的杰雷米亚(Geremia B. Bolli)教授说,有研究数据显示,50%的用药错误与胰岛素有关,这其中半数发生在60岁以上的老年患者。由于胰岛素的治疗指数很小,很容易因轻度的使用过量而造成低血糖。类似于张大爷这种情况,临床上并不少见。这是糖尿病患者发生低血糖的常见诱因之一。

他的症状符合典型的低血糖 Whipple 三联征:低血糖症状;发作时,血糖低于2.8毫摩尔/升(mmol/L);补糖后,症状迅速缓解。

所以说,缓解低血糖症状,预防低血糖带来的严重并发症,早发现、早诊断是尤为重要的环节。如果您有如下症状,请警惕低血糖的可能:①明显疲劳、乏力;②面色苍白、多汗或冒冷汗;③心慌、心跳加速;④明显的饥饿感;⑤焦虑不安。

那么针对低血糖,有什么预防方法呢?

1. 规律就餐,定时就餐,定量用餐。使用胰岛素(尤其是短效)的糖尿病患者,如因故不能按时就餐,亦要随着就餐时间调整胰岛素的注射时间。

2. 在额外运动时,可适当多进食。但是,并非所有糖尿病患者在大量运动后都会发生低血糖。因此,可在运动后监测血糖。如果血糖在正常范围,则可不加餐。

3. 糖尿病患者应随身携带水果、糖等食品,以便及时补充糖分;亦应该随身携带健康卡,其上记录糖尿病病史,便于医生在急救时了解病情。

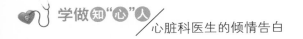

4. 磺脲类降糖药物（如格列美脲）和注射用胰岛素容易引发低血糖反应，患者在使用时应格外警惕。

如果您在家中发现低血糖的症状，有如下急救方法：

1. 一旦怀疑低血糖，建议平卧休息，预防跌倒。

2. 立即检测血糖值，如确认低血糖，应快速补充糖水、水果等甜食。建议糖尿病患者家中常备白砂糖。

3. 如果症状严重，应立即呼叫120急救中心。

美国著名内分泌学家Philip E. Cryer教授说，一次严重的医源性低血糖或由此诱发的心血管事件，可能抵消一生将血糖维持在正常范围所带来的益处。的确，降糖治疗是糖尿病患者管理的头等要务。然而，预防由降糖而诱发的严重低血糖也是重中之重啊。

第五章　吃对药，保心脏

药，能治病，亦能致病 ▎

俗语说："人食五谷杂粮，孰能无病。"人活在世，无一能躲得过疾病的"登门拜会"，可以说，它是伴随人类一生的必然过程。

如何理解疾病呢？ 我国古代甲骨文中就有"疾"字出现。"疒"，像有病的人躺在床上；"矢"，黏有羽毛的箭。"疾"，则表示一支箭矢射在一个人腋下，人只能仰靠在病床上。《说文解字》中称："疾，病也。"通过文字考释可见，"疾"为人手箭伤，指外伤，引申为小病；"病"为人在床上，引申为重病。《不列颠百科全书》对"疾病"的定义：人体在致病因素的影响下，器官组织和形态、功能偏离正常标准的状态。

疾病能不同程度地影响人们的生活质量。轻者，会有身体不适之表；重者，或可因而殒命。但毫无疑问，人类是最富有智慧的生物，为了延年益寿、提高生存质量，发明了诸多对抗疾病的方法，其中，药物功不可没。

药物的历史可以追溯到五六千年以前。我国最早的药物巨著《神农本草经》记载了动物、植物、矿物类药物共365种,其中不少药物沿用至今。1909年,德国微生物学家埃尔利希(Ehrlich)发明了砷凡纳明来治疗梅毒,开创了应用化学合成药物治疗疾病的新纪元。

然而,药物是把"双刃剑":能治病、救人于病痛之中;亦能致病,不恰当地使用药物、滥用药物可能会带来严重的不良反应。美国著名作家奥利弗·温德尔·霍姆斯曾说过,若能将所有药物沉入海底,对人类来说就是一大福音,不过,对于鱼儿们却是诅咒。这正是滥用药物的真实写照。

中药是祖国医学的瑰宝,不少人认为中药无任何毒副作用,其实不然。滥用中药导致严重并发症的案例屡见不鲜。长期服用带朱砂的成药,如朱砂安神丸、活络丹、天王补心丸等可导致汞中毒;服用雷公藤、木通、苍耳子导致死亡的病例亦有报道。

王叔,就是受害者之一。

王叔五十来岁,是我的邻居,也是我的象棋师傅。一到暑假,每天都会拉着我战上几局。

一个夏日的傍晚,"小惠,快点,战几局,看你水平进步了没!"王叔喊上我,乐呵呵地说道。

"猫教老虎,留一手。"这就是我总是败北的原因,我故意瞪了王叔一眼,说道。

"那是你学艺不精,还赖上师傅了。你知不知道有这样一句老话:师傅领进门,修行在个人啊!"王叔笑道。

说罢,在门口大树下,我们摆上棋桌,拉开战局。

鏖战正酣。

"哎?叔,您这是怎么了?嘴上起了个大泡,上火了吧?哈哈。"我笑道。

"哈哈,有点有点,没事,就是想儿子了,上点儿小火。"王叔回道,"我买了泻火的中药,过几天肯定好。"

"中药可不能乱吃啊,叔。找大夫看完病,对症下药才行。我看呀,您这是疱疹病毒感染,多休息,加强一下营养就行了。"

"你小子学了几天医,还给我看上病了哈。"王叔瞥了我一眼,故意狠狠地说道,"西药毒性大,还是中药安全。你赶紧点儿,下棋。"

"好好好,叔,不,师傅,咱继续下棋。"可万万没想到的是,这次普通的病毒感染竟在王叔的身体里埋下了一枚重磅炸弹。

1个月后,我正跟随肾内科贾教授坐诊,突然,电话响了,是王叔。

"有事儿,叔?我出门诊呢。"

"小惠,叔有事相求。听你爸说,你现在肾病科实习呢。我的肾估计出毛病了。"王叔焦虑地说道:"我长话短说了,我最近腰酸背痛、一点力气没有,而且,我两天没有小便了……"

王叔前面所说的腰酸背痛、乏力这些症状,可以由多种因素引发,并不一定是肾病。但是,说到没有排尿时,我就一激灵,心想:"难道尿毒症引起的无尿?"

我挂了电话,把王叔的情况向贾教授汇报了一下。"赶紧让他来医院。"贾教授说道,"不排除尿毒症的可能性,抽血化验一下肾功能就真相大白了。"

半小时后,王叔来到门诊部。他面色晦暗,精神状态极差。

正常人24小时的尿量为1000~2000毫升。按医学理论,如24小时尿量少于100毫升,12小时内完全无尿,称为"无尿"。其主要原因有三种:其一,因循环血量减少、心排出量下降等原因引起的肾前性因素;其二,由于肾脏本身的严重疾病引发的肾性因素;其三,尿路梗阻等原因引起的肾后性因素。

对王叔采取的首要检查则是血液化验、泌尿系统超声。结果不出所料,肌酐值约为1000微摩尔/升($\mu mol/L$);超声提示,肾脏体积略大,双肾皮质回声增强。根据王叔的化验检查和超声检查结果,符合尿毒症的诊断!

王叔的病程不超过1个月,原来身体完全健康,那是什么原因导致的尿毒症呢?

贾教授的经验老到,从病史开始问起,包括是否有高血压、糖尿病、尿路结石等疾病,都被王叔一一否定了。但王叔肯定地说道："自从1个月前口唇起泡后，身体的状况就越来越差了。"

我猛然间想起1个月的事情。"贾教授，是不是和那次病毒感染有关呢？"我小声地问道。

"嗯，小惠说的没错。感染的确可以导致急性肾炎等疾病，但与老王的病情不符。"贾教授略有所思地说道，"老王，您最近吃了什么药物没有？有没有接触过重金属和化学药物呢？"

老王一拍大腿，说道："想起来了，我当时买了龙胆泻肝丸，说明书上说是祛火的，前后吃了半个月。"

"好了，明白了。老王，您的这个病极有可能是因为错服了中药而导致的，您住院吧。"贾教授说道，"您这个病，时间略长了，要透析治疗。"

王叔听完，哇的一声，瘫坐在地上。

住院后，经过一系列检查，确定了致病因素——龙胆泻肝丸！王叔花费十几万元才把病情稳定下来。遗憾的是，他每周还需要规律地透析治疗。

为什么仅仅一服药就能导致如此严重的疾病呢？

其实，"龙胆泻肝丸"肾毒性的源头在于他含有"马兜铃酸"成分——目前已知的肾毒性药物，并有致癌性。一旦服用马兜铃酸，即会造成不可逆的肾损伤，甚至泌尿系统肿瘤。美国食品药品监督管理局早在2001年就发出警告，指出

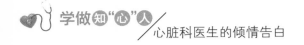

含马兜铃酸的药材能导致肾脏不可逆性损伤。世界卫生组织下属国际癌症研究机构于2008年将利用马兜铃属植物制作的草药列为一类致癌物。

在十几年前的中国,仅服用"龙胆泻肝丸"造成肾衰竭的患者就形成了一个庞大的群体,直到媒体报道后才引起重视。

王叔的故事告诉我们,中药并非无任何毒副作用,只有对症下药,才能解决病痛。

中药如此,西药亦不例外。任何一种西药,如不对症下药、把握合适剂量,都可能带来一些严重的不良反应。

氢氯噻嗪,是最常用的一种降压药物,因价格低廉,深受百姓欢迎。但该药因其利尿作用,有一种常见的不良反应——低钾血症。轻微低钾血症患者会有乏力等不适症状,若能及时纠正,对身体的影响不大。然而,如果发生严重低钾血症,则可能诱发严重的心律失常,甚至导致猝死,特别是那些已经患有心脏病的患者。

吴大妈,60多岁,患有多年的高血压,因为"反复心慌、头晕、双眼黑矇2小时"的症状到急诊科看病。到了急诊科后,护士接上心电监护,吓了一大跳:频发室早、短阵室性心动过速。

"惠大夫,是室速!"护士郭飞飞第一时间向我汇报。

室性心动过速,简称室速,是最严重的心律失常之一。

如果发作时间较短,患者会有心慌、头晕、双眼黑矇等症状;如果发作持续时间较长,多数患者会出现突然晕厥甚至猝死。

"准备利多卡因静脉推注,把除颤仪推来备用,急查血离子[1]、肾功能、肌钙蛋白,立即拉一份床头心电图。"我站在患者床旁,一边检查患者,一边让护士准备药物和抢救设备。

对症处理后,患者室速终止了,症状趋于稳定。一般来讲,室性心动过速高发于患有心肌病、冠心病的人群。经过详细地询问病史和体格检查,排除了心肌病、冠心病的可能性。

室速的原因何在? 如果吴大妈只患有单纯的高血压,则发生室速的概率较低。"肯定有诱因!"我在心里琢磨。

"飞飞,化验结果出来了没? 我怀疑可能与血钾有关。"

"惠大夫神机妙算,血钾2.4毫摩尔/升(mmol/L)。"郭飞飞回道。

与钠盐一样,钾盐是体内主要的阳离子之一,主要源于深绿色蔬菜、坚果及瘦肉。血钾的正常范围是3.5～5.5毫摩尔/升(mmol/L)。而2.4毫摩尔/升(mmol/L)的血钾已属于严重低钾血症状态了,难怪出现室速。

从专业角度分析,低钾血症的常见原因是肾脏疾病、呕吐腹泻所致血钾丢失过度、药物因素及营养不良等。结合患

---

[1]血离子:包括血钾、血钠等指标。

者个人特征来看,药物才是首要考虑的致病因素。

"您最近服用过什么药物吗?"我问吴大妈。

"我患高血压已经二十来年了,原来吃氨氯地平。现在退休金没多少了,去药房买了最便宜的降压药吃。"吴大妈回道,"喏,这是药盒。"说罢,她从口袋里掏出一药盒——氢氯噻嗪。

"这个药,您怎么吃?"我继续问道。

至此,我心里就已确定吴大妈的病因了。

"1次1片,1天3次。说明书上好像就是这样写的。"吴大妈回道。

当时,我眼前飘过几条黑线!

吴大妈服用的氢氯噻嗪,一片25毫克,通常1天1次,1次半片即可。她却服用了6倍的正常剂量,不出现低钾血症才怪!

另外,夏天的大连,高温、潮热,过多排汗会导致体内的血钾大量流失,这也是医生建议运动员在大量运动后,适当补充钾盐、钠盐等电解质的原因所在。在此基础上,吴大妈还在服用大量的利尿剂,出现严重低钾血症,意料之内,情理之中。

"大妈,现在您的病情虽然稳定了,但一定要调整服药的剂量啊。还有,建议您办理入院手续,毕竟还要完善一些检查,排除其他原因所致的低钾血症和心律失常啊。"我最后嘱咐了一下。

吴大妈叹了口气，用力点了点头。

在讽刺他人或与他人开玩笑时，我们或许会说："你是不是吃错药了？"实际上，在现实生活中，错用药、乱用药的情况随处可见。王叔、吴大妈就是典型的实例。

2005 年央视春晚的舞蹈《千手观音》轰动全世界。据有关媒体报道，其中多数少女的致聋原因竟然是抗生素。

相信大家对"久病成医"这则典故已耳熟能详了，它出自于《左转·定公十三年》中的"三折肱，为良医"。意思是，多次折断手臂后，懂得了医治手臂的方法，成为一名良医。其实，这何尝不是一种讽刺呢！不少慢性病患者，自以为懂得了医生治病的方法，总愿意给自己开"处方"药物，从而耽误疾病的最佳治疗时机，甚至枉送了宝贵的生命。

俗语说："是药三分毒。"请大家在用药时，务必牢记"三不"原则：不擅自服用任何药物，不随意更换药物，不自行终止服药。唯有切实做到如上三点，才能最大限度地遏制类似悲剧再次上演。

硝酸甘油的华丽转身 |:::

    硝酸甘油①是治疗冠心病的基础用药之一,费用低、见效快,拥有百年的历史,在新药辈出的今天,仍然老而弥坚,是家喻户晓的明星药物。但鲜为人知的是,硝酸甘油在用于治疗心脏病之前,经历了一次完美的华丽转身。

    1847年,意大利的科学家苏布雷罗(Ascanio Sobrero)发现经过硝酸和硫酸处理甘油后,能得到一种黄色的油状透明液体,它便是大名鼎鼎的硝酸甘油。但硝酸甘油的性能非常不稳定,很容易发生爆炸。正所谓"时势造英雄",当时的欧洲正处于工业革命的高潮期,开矿、挖掘、修路都需要大量的烈性炸药。于是,硝酸甘油被广泛用于生产和制造烈性炸药。

    硝酸甘油自发明到用于治疗冠心病,发生过一段有意思的小插曲:1865年,瑞典化学家诺贝尔(Alfred Bernhard Nobel)在斯德哥尔摩建立了世界上第一座硝酸甘油炸药工

---

    ①硝酸酯类药物:指通过扩张血管的作用机制来缓解心绞痛症状的一类药物,如硝酸甘油、硝酸异山梨酯。若过量使用,可能引发低血压的不良反应。

厂，研发、售卖由他自己发明改良的安全炸药，并因此获得了巨额财富。但令诺贝尔倍感痛苦的是，这些安全炸药却更多地被用于残酷而血腥的战争。于是，他在1895年立下遗嘱，将他920万美元巨额遗产捐献而出，建立诺贝尔基金，用于奖励世界上为和平、医药、文学等领域做出突出贡献的人，这就是诺贝尔奖的由来。不幸的是，晚年的诺贝尔患上了严重的心绞痛，医生建议他服用在当时并没有多少理论依据的硝酸甘油来缓解心绞痛，诺贝尔并没有听从医生的建议。1896年，他因心脏病发作而离开人世。在去世前，诺贝尔曾给一位同事留言说："医生给我开的药竟然是硝酸甘油，这难道不是对我一生的巨大讽刺吗？"试想一下，如果诺贝尔当时真的服用了硝酸甘油，或许还能延长些寿命，或许他也能为人类创造更多的财富吧。

随后，威廉·穆勒尔（William Murrell）医生发现，生产线工人在接触硝酸甘油或吸入含有硝酸甘油的粉尘后会发生剧烈的头痛，这也是诺贝尔当年拒绝使用硝酸甘油的主要原因之一。经过数年的研究，导致该现象的原因也得到了解释：硝酸甘油扩张了脑部的血管。穆勒尔心想：那硝酸甘油是否也能扩张心脏的冠状动脉呢？这样是不是就能缓解心肌缺血呢？

1878年，穆勒尔收治了一名61岁的油漆工。据患者描述，他在走路的时候反复出现胸骨位置的闷压痛，性质剧烈，疼痛常常放射至肩膀,他不得不停下脚步,休息几分钟后,疼痛才能得到缓解。可是,继续行走后,胸痛还能再次发作。我们知道,这是劳累型心绞痛发作时的典型症状。

穆勒尔给患者处方了硝酸甘油溶剂,让他每4小时服用1次,结果让人喜出望外:患者胸痛的症状明显改善了。同年,穆勒尔给一名53岁的心绞痛女性患者也处方了硝酸甘油,同样收到了很好的疗效。1879年,他在 Lancet 杂志上发表了关于硝酸甘油的相关研究成果,并将其推广用于临床至今。

现如今,媒体资讯足够发达,电视、广播、报纸、手机媒体足以让每个人都知道硝酸甘油是治疗冠心病的良药,但鲜有人知道它的作用机制。在冠状动脉里,流淌着的动脉血液负责给心肌细胞供血、供氧,营养着心肌。但冠心病的一些致病因素,如高血压、糖尿病、吸烟、肥胖等,会促使血管壁内形成粥样硬化斑块,而且该进程较难逆转。不断膨胀的粥样硬化斑块终会阻碍动脉血液在血管里自由通畅地流动。人在休息时,心肌需要的氧较少,即使血管有斑块、有一定程度的狭窄,血液尚可满足心肌的营养需求;但在运动后,心肌需要更多的血流和氧气供应,而由于血管的严重狭窄,心肌不能得到更多的血液供应,终而发生心肌缺血的症状。

在穆勒尔时代,他们虽发现硝酸甘油能用于治疗心绞痛,但对其作用机制却全然不知。直到百余年后,在佛契哥特（Robert F. Furchgott）、伊格纳罗（Louis J. Ignarro）及穆拉德（Ferid Murad）的共同努力下，这个谜底才得以揭开。为此，他们还获得了1998年诺贝尔医学奖。他们研究发现，硝酸甘油在体内可以产生一氧化氮（一种能舒张血管的物质），后者能直接扩张冠状动脉（即使冠状动脉已发生明显的狭窄），从而为心肌提供更多的血液灌注。

临床常用的硝酸甘油为片装制剂，每片0.5毫克，通过舌下含服，可迅速起到缓解心绞痛的作用。但是，不知从何时开始，硝酸甘油好像成了解决心脏疾病的"灵丹妙药"，但凡心脏不适，很多人会给自己"处方"硝酸甘油——立即舌下含服一粒，效果不好，再来一粒……

我曾收治了一名七十来岁的冠心病患者，一位慈祥的大娘，行事儒雅，为人友善，对医生很客气。她的症状完全符合"教科书式"的冠心病症状：活动后出现心前区闷痛，停止活动、稍微休息就能缓解，每次发作也就持续3～5分钟。如果症状不能缓解，大娘就含服硝酸甘油，结果屡试不爽，每次都能有效地终止心绞痛发作。

住院的一天晚上，大娘又胸痛了：像一块巨石紧压在胸口上，让她喘不过气来，汗水浸湿了她的衣衫，胸痛得她不敢动弹。她没喊医生，也没向护士求助，含服了一粒又一粒的硝酸甘油，然而这次没有得到她预想的效果，却开始恶心、头晕，最终按响了床头的呼叫铃。

我匆匆赶过去,大娘侧卧在病床上,脸色苍白,黄豆大小的汗珠挂满了面颊,卷曲着身体,显得极度虚弱,"怎么了,大娘?"我问道。

"惠大夫,我胸痛的老毛病犯了,已经含服了5粒硝酸甘油,仍不见效,而且越来越严重了……"

我第一时间给患者测量了血压:70/40毫米汞柱(mmHg)。

"小贝,赶紧把大娘的心电监护上,配一组多巴胺,把血压提一提再说。"我嘱咐值班护士南小贝道:"帮我把心电图仪推过来,需要立即做一个心电图。"

……

"惠大夫,我这是怎么了?"大娘的症状逐渐缓解了,面色渐红,说话也有了一些力气。

"硝酸甘油是一种血管扩张剂,能通过扩张冠状动脉、减轻心脏工作负担等机制来缓解心绞痛的症状。"我向大娘解释她的病情,"它既然能扩张心脏的血管,也就能扩张其他部位的血管啊,不恰当服药可能会发生因过度扩张血管而导致的低血压。您现在就是严重低血压,硝酸甘油用多了! 这才会头晕、大汗、浑身无力啊。"

看着大娘逐渐好转,让人心疼,又让人生气。"您胸痛毛病犯了,为什么不喊医生,自己瞎用药呢? 如果不及时处理,后果不堪设想啊。"我准备严厉地"批评教育"一下老人家。

"当大夫太不容易,晚上一直在忙,我都看在眼里,好不容易能休息一会儿，不忍心打扰，反正都是老毛病，含片硝酸甘油就行了。"老大娘说完这句话，竟把我想好"教育"的话噎在嗓子眼儿里。说实在的，医生治病，不求红包、不求礼物，求的就是一份理解、一份尊重。遇到这样的患者，医生真的会使出浑身解数，更加用心地服务患者。

这个病例告诉大家一个道理：硝酸甘油是缓解心绞痛的良药，但并非适用于所有患者，即使已经明确诊断为冠心病者。

硝酸甘油有如下相对禁忌证。

1. 小剂量应用硝酸甘油对血压的影响不大，但随着剂量的不断增加，血压会明显受影响。如患者的血压已低于90/60毫米汞柱（mmHg），则需慎用。

2. 引起心绞痛的原因众多，除冠心病外，还有主动脉瓣狭窄、肥厚梗阻性心肌病等，而这类患者也要慎用硝酸甘油。

3. 严重心动过缓者。

4. 闭角型青光眼者。

5. 正在服用西地那非（伟哥）的患者。西地那非亦有扩张血管的作用，两者合用可能会发生难以纠正的低血压，故要慎用。

药物是一把"双刃剑"，用法得当，是救命的利器；错用、乱用后，轻者出现不适症状，重者丧命。药物也是个多面手，正如硝酸甘油，从"屠戮生命的魔鬼"华丽转身为"治病救人

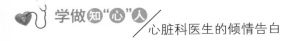

的天使"。这都证明了只有准确把握药物的药理特性和适应证,它才能成为医生手中的法宝、治病的利器。另外,在对抗冠心病这场大戏中,硝酸甘油的角色仅仅是"对症"而已,能治标,却很难治本,唯有从源头上解决心肌缺血的问题,才是这场战役制胜的关键所在啊。

戏说偏方 ▎▪▪

　　一说到偏方,不禁想起儿时的我:每逢感冒或换季,我都会咳嗽一阵子,严重的时候,气喘到不能走路,就坐着咳,有时甚至彻夜不眠地咳嗽。曾经的我,几度在想,会不会把自己的肺给咳出来。20世纪八九十年代的农村,经济状况并不好,百姓医疗意识较为薄弱,像我那种小毛病,基本都是依靠"赤脚医生"的经验和各式各样的偏方来治疗的。

　　鸡蛋是当时的奢侈品,我家里的经济条件一般,没有更多的闲钱去集市购买,唯有依靠自家老母鸡超强的生育能力。可自从患上咳喘病后,鸡蛋却成为令我毛骨悚然的食物,因为我几乎尝试了所有与鸡蛋有关的偏方:生吃鸡蛋、白酒炒鸡蛋、草木灰炒鸡蛋、炉火烤蛋……直至现在,我都不想再吃一口鸡蛋,每次追忆儿时的治病体验,总有种阵阵作呕的感觉。而我的咳喘病,并未因为偏方的治疗有丝毫的好转。

　　像我这种情况,并非个案。不但在中国,放眼国内外,奇怪的偏方疗法主宰了医学界很长一段时间。古罗马时代,人

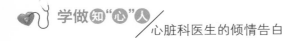

们利用狗的粪便来预防心血管疾病;古代西班牙医生认为,将加入胡椒和三滴耳血的白兰地一饮而尽,即可治疗疟疾;伦敦医生还将蜘蛛网、蜷蛇引入1764年的《药典》。

　　到了资讯发达的今天,各式各样的偏方也推陈出新。前段时间,微信朋友圈流传了一则疏通血管的偏方:将柠檬汁、姜、蒜、苹果醋混到一起,蒸煮后加入蜜糖,储存在冰箱中,每天晨起一勺,即能打通血管、根治冠心病,为了增加可信度,偏方"创始人"还将患者服用前后的冠脉造影图进行了对比。真是滑天下之大稽,这种偏方饮料,除了酸辣刺激了味蕾,我实在想不出还有什么实质性的功效。

　　我罗列了一堆关于偏方的案例,不乏暗含贬义之嫌。其实,是我们扭曲了"偏方"的真正含义。新华字典里是这样定义偏方的:民间流传不见于古典医学著作的中药方。换言之,偏方是中医学的概念,是祖国医学不可或缺的组成部分。

　　中国民间早有"小偏方治大病""单方一味,气死名医"之说。老舍在《四世同堂》中提到:"他记得不少的草药偏方,从地上挖巴挖巴就能治病,既省钱又省事。"由此可见,中医的偏方在当时何等盛行。可随着时间的流逝,人们对偏方的理解发生了微妙的变化,在更多的情况下,偏方指的是未经验证的治疗方剂,成分五花八门,囊括了常用的药物、食品甚至生活用品等。在某种程度上,偏方已成为非正规治疗的代名词。不可否认,本文中所探讨的"偏方"更侧重于后者,并非特指中医药。

为什么偏方会流行于世呢？

一方面，民众对科学的认知度不足是偏方流行的主要原因之一。美国著名的外科医生兼作家阿图·葛文德（Atul Gawande）在《并发症》中说过：医学是一门不完美的科学，是一个生产不断变化的知识、不确定信息的加工厂。不可否认，医学是在不断发展中匍匐前行的。在医学系统理论还未成形的古代，给人治病的不是医生，而是巫师。疾病被认为是魔鬼，巫师通过巫术来驱赶人体内的魔鬼。直到古希腊时期，西方医学才逐渐蓬勃发展起来，但在真正确立有效治疗方式之前，偏方仍主宰着整个医疗界，其中就包括放血疗法。当时的医生认为，该疗法适用于所有病症。不幸的是，放血促成了很多本可避免的医疗悲剧。乔治·华盛顿患了咽喉炎，医生用水蛭数次帮他放血，结果可想而知，1799年12月14日，他的生命终于放血疗法。多年后，医学家才发现这种治疗方法竟然是错误的。

另一方面，随着健康意识的提高，人们越来越懂得"是药三分毒"这个道理。他们认为，寻找一个既能治病又没毒副作用的良方才是最佳的出路，此时"偏方"乘虚而入，成为百姓心目中的良药。因为，大多数偏方是以食材为基础的，如西班牙医生治疗疟疾的白兰地偏方、每天饮用蔬菜汁打通阻塞血管的偏方等，即便没有任何疗效，至少也不会对身体产生任何不良反应。令人惋惜的是,正因如此,许多患者往往失去了治疗疾病的最佳时机。

不难发现,偏方更常被用于治疗经久不愈的慢性病。所谓的慢性病,亦被称为慢性非传染性疾病,起病隐匿,病程较长,如高血压、冠心病、糖尿病、慢性呼吸道疾病及慢性肾病等。一般情况下,这类疾病难以根治,病情反复,迁延不愈,严重影响患者的生活质量。如何改善症状、如何"治本",成为患者追求的主要目标。遗憾的是,不论中医还是西医,目前都还难以解决这些问题。偏方似乎给他们带来了一丝治愈的"微光"。而事实上,偏方所带来的可能更多的是"安慰"罢了。

不置可否,本文或多或少赋予了"偏方"一些负面的论述,但并不代表它一无是处,相反,有时偏方真会起到"妙手回春"的神奇功效。读到这里,您或许会有诸多疑惑:偏方真的能治病吗? 为什么有些经久不愈的疾病在服用偏方后,会有奇效呢?

其一,偏方中的部分成分确实能发挥治病的功效,其中多吃水果能治愈坏血病就是典型的案例之一。16世纪,意大利航海家哥伦布开始了他的航海计划,海上生活艰苦、气候恶劣,只能依靠面包和咸鱼充饥,更可怕的是,船员患上了一种怪病:他们感觉浑身无力,牙龈出血,后来进展到全身出血,当时称之为"坏血病"。但令人意外的事情发生了:那些被遗留在荒岛上、本已放弃治疗的船员竟然意外地活下来了，他们没有服用任何药物，只是多吃了一些野果子而已。很遗憾，当时没人在意，也没人知道原因。无独有偶，同样悲催的事情也被航海家麦哲伦遇上了，他的船员过半因患坏血病而死。直至18世纪，英国人才发现新鲜的蔬菜和水果有治疗坏血病的作用。后来医学家证实，蔬菜、水果之类"偏方"的出奇制胜正是由于其中富含维生素C。

其二，安慰剂效应。安慰剂指的是一些并不具备药理活性的物质，比如纯面粉制成的药片，还包括语言、声音等环境因素，比如医生的一言一行。赫伯特·本森（Herbert Benson）研究了心绞痛安慰剂疗法的效果。结果发现，当患者持有相信态度时，有效率为70%～90%；而当患者对其保持怀疑态度时，有效率还不及40%。欧文·基尔希（Irving Kirsch）观察了2318名正在服用药物的抑郁症患者的治疗效果，他们吃惊地发现，只有25%的疗效归因于实际药物作用，25%归因于抑郁症的自然疗程，而50%则归因于安慰剂效应。

安慰剂能发挥强大的治疗作用，可能与大脑内一些特殊区域功能有关，亦可能与阿片受体系统有关。简单来看，安慰剂更像是一种对积极治疗效果的期待。患者在治疗期间，有意无意中建立起了"能够治愈"的愿望和信念。而事实上，偏方所产生的积极效应与安慰剂效应有着密不可分的关系。

其三，偏方治愈的是"自限性疾病"。所谓"自限性疾病"，指的是在发生发展到一定程度后、不需治疗就能自行痊愈的疾病,如病毒性感冒等。有人认为,用可乐和姜汤调制的偏方可以治愈感冒。其实,即使不服用任何药物,多数感冒也会在一周左右痊愈。带状疱疹,又称"蛇盘疮",也是一种自限性疾病,发病时以周身红色疱疹伴剧烈疼痛为临床特征。民间流传,如果腰间的疱疹连成一圈,人将必死无疑。普通的病毒性疱疹曾让百姓们诚惶诚恐。有一种"蚯蚓加白糖"的偏方,引用我母亲的话来说,"这是专门治疗蛇盘疮的偏方,据说有奇效"。当然,她老人家一次也没用过。还有一种治疗疱疹的偏方"獾子油"。据称,用炼制过的獾子油涂抹在疱疹上,有消炎止痛的作用。高中时,我身边的同学还真这样用过。遗憾的是,不但没治愈,破溃的疱疹加上不洁的药物导致了局部皮肤感染,痛上加痛了。

不过,可以肯定的是,这些五花八门的偏方偶尔能发挥一定的作用,或许有人验证过它的功效,但不代表真能治疗所有疾病。弗朗西斯·培根就认为,猪皮可以治疗瘰子,因为他有过成功的经验;而在乔治·华盛顿时期,放血疗法盛行,结果这位聪明一世的美国总统命终于此。因此,"偏方治大病"的重点在于它的疗效是否具备科学性、安全性和可重复性。

拥有健康的体魄是我们每个人追寻的目标。但俗话说得好:"人食五谷杂粮,疾病在所难免。"如果罹患疾病,切莫自作主张去尝试各种偏方,待到病情恶化时,耽误了最佳的治疗时机,却悔之晚矣。

你不得不知的阿司匹林

　　早在百余年前，阿司匹林就已成为全球最大的处方药物之一，它与青霉素、安定并驾齐驱，被誉为世界医学史上的三大经典药物。西班牙著名哲学家何塞·奥尔特加·加塞特（José Ortegay Gasset）在《阿司匹林的时代》中说："阿司匹林是文明带给人类的恩惠。"拜耳公司前主席曾倍感骄傲地说过："每天服食两粒阿司匹林差不多已经成为美国的传统。"足以可见，阿司匹林对整个人类社会的影响。

　　阿司匹林售价低廉，对防治心脑血管疾病的疗效显著，加上商业推广的影响，不少人认为，阿司匹林是延年益寿的必备良药，甚至有谣言称：在国外，每个成年人都通过服用阿司匹林预防心脏病发作。然而，事实并非如此，不恰当地服用阿司匹林亦可能引发出血等严重的不良反应。

　　我在消化内科轮转时遇到的一个病例，令我至今难忘。

　　午休时间，我在办公室里一边吃着盒饭，一边品读《新英格兰医学杂志》，其中一篇关于"幽门螺旋杆菌与胃癌关系"

的文章,看得我如痴如醉。

"咚咚咚……"一个中年男子在门口道,"请问,舒广慧医生在吗?"

"舒大夫这个月在门诊,您去那儿找她吧。"我回道。

"哦。"中年男子迟疑了一下,说道,"大夫,打扰您了。是这样的,我几个月前看了舒大夫的门诊,可到现在胃痛还没有好,今天就过来复诊了,索性就来病房撞撞运气,没想到她在门诊不在病房。您可以帮我看看吗?"

我抬起头,端详着这位中年男子:他身着白色衬衫、藏蓝色西裤,短发,戴着黑框眼镜,一副学者派头。不难发现,他的身体略略微前倾,右胳膊捂着上腹,不时擦拭着发鬓间的汗珠。

原则上,在午休时间,病房值班的医生只会负责管理病区的患者。门诊看病者可以选择排队看下午的门诊或者看急诊,而这位中年男子是舒大夫的老患者,而且很有礼貌,我动了恻隐之心:帮忙看看吧!

中年男子姓周,53岁,3个月前因胃痛找舒大夫看病。据老周说,他的胃痛已有好几年时间,特别奇怪,一饿就痛,胃里好像灌了辣椒面一样,痛的时候浑身冒汗,吃了饭后还能更痛点儿。

根据他的描述,我分析最有可能的疾病就是消化道溃疡或慢性胃炎。我问道:"您做检查了吗?舒大夫给您开药了没?"

"哦,大夫您看,这是胃镜报告,还有给我开的药。"说完,他从包里把胃镜报告和药盒都取了出来,递给了我。

果然不出所料,胃镜报告提示:胃窦小弯处可见直径约为1厘米的圆形溃疡,边缘光滑,周围轻度水肿,考虑为胃溃疡,Hp[1]阳性。舒大夫处方了奥美拉唑、克拉霉素、甲硝唑三种药物。我看了报告和处方药物,精准对症,应该会有很好的疗效。

我紧锁双眉、若有所思的样子引起了老周的注意。

"大夫,不瞒您说,这药吃了不到一周就见效了,后来,我就……"他看出我的不解,很难为情地跟我说道,"吃的药太多了,我干脆就停药了。"

我叹了口气,摇了摇头。其实,很多患者这样,病情稍微好转,就自作主张,把药停掉了。这也是导致病情反复发作、迁延不愈的主要原因之一。

老周看着我,自己也叹了一口气,继续说道:"这段时间可好,胃痛加重了,天天犯病,这不,现在还痛呢! 而且,还没有力气,走几步就想歇着。"

"好吧,老周,跟我去检查室吧。"我把他带到检查室的床上,做了腹部查体。当按到中上腹的胃区时,老周"嗷"的

---

①Hp,指的是幽门螺杆菌,是导致胃溃疡的主要原因之一。如果胃溃疡伴有Hp阳性,则应给予根治性治疗,医生一般会采取抑酸剂联合抗生素治疗,疗程为1～2周。

一声。

我一边查体,一边思索:因为停药,胃溃疡肯定是没有痊愈,现在胃痛频繁加重,可能溃疡更重了。

老周现在有明显乏力的症状,难道是有并发症了? 我接着翻看老周的眼睑:苍白、无血色,基本支持我的诊断。"老周,注意自己的大便没? 是不是有些发黑?"

"对对,大夫,你真神了,就是黑,像柏油一样。"老周连忙点头道。

"我知道了,老周。你也别找舒大夫了,立即去办理住院手续吧。据我的经验,您肯定是消化道出血了,柏油样大便就是征象之一,应该与胃溃疡有关。"

老周腾的一下,从床上坐了起来,豆大的汗珠流了下来,说道:"大夫,这个病不重吧,不会是癌症吧,我不会没命吧?"老周问了一连串的问题,紧张得都开始结巴了。

"别担心,看情况,不是急性的大出血,及时治疗,应该没问题的。不过首先要做血常规,然后做胃肠镜检查,才能制订下一步的治疗计划。"我平复了老周的情绪,缓缓说道。

"行,行,大夫,我都听你的。"

最终的检查结果验证了我的诊断,消化道窥镜结果提示:原胃窦小弯处的溃疡直径约为1.5厘米,溃疡面可见裸露的小血管,周围重度水肿,考虑为胃溃疡伴出血,Hp阳性;肠镜结果正常,排除肠道出血性疾病的可能性;血常规结果显示血红蛋白①70克/升(g/L)，提示贫血。

一般来说，紧张过度、饮食不规律、吸烟等因素是消化道溃疡的常见诱因。老周的溃疡面有扩大的趋势，但最近几个月内，老周的生活习惯没有变化，为什么会突然出血呢？难道是药物因素？

考虑到长期服用非甾体类抗炎药物(如阿司匹林、扑热息痛)、抗血小板药物、激素类药物，可能加重溃疡，甚至导致出血，我带着疑问，问老周："实话告诉我，你是不是还吃其他药了？"

老周眼睛直勾勾地望着我，吞吞吐吐地说道："大夫，什么事儿都瞒不过您。我在吃阿司匹林呢。"

"啊？你吃阿司匹林干吗？"我问道。

"我邻居老王说了，年纪大了就必须吃阿司匹林，可以预防中风(脑卒中)。"他挺着腰板，理直气壮地说道，"老王吃阿司匹林30年了，身体倍棒，我就跟着学了。"

"好吧，这回找到出血的原因了，是阿司匹林！"我特意强调了"阿司匹林"几个字。

"怎么会啊？"老周被我呛得没了底气，弱弱地问道。

其实，这不怪老周，这也并非个案，现在很多人有这个用药误区：年龄大了就服用阿司匹林来预防血栓性疾病。然

---

①血红蛋白是反映贫血的主要指标。男性的正常值为120～160克/升(g/L)，女性略低。消化道出血是贫血的常见原因之一。

而,这句话正误参半,服用阿司匹林的确有预防血栓性疾病的作用,但并不是只要年龄增加就需要服用阿司匹林。

接下来介绍一下阿司匹林的发现过程。

在数千年前,人们发现将柳树磨成粉末后能轻微缓解头痛。据记载,古苏美尔人用柳树叶子治疗关节炎;古埃及人发现柳树叶子有止痛的功效;同样,"现代医学之父"希波克拉底在公元前5世纪亦提到了柳树皮的药效。在中国,据《神农本草经》记载,柳之根、皮、枝、叶均可入药,有清热解毒、利尿防风之效,外敷可缓解牙痛。

直至19世纪初,医学家才发现,柳树皮能缓解疼痛的原因在于它含有一种叫作"水杨苷(Salicin)"的活性成分。

1828年,法国药学家Henri Leroux和意大利化学家Raffaele Piria成功将其分离提纯。因为它的酸味,亦被称为水杨酸。

1897年,德国拜耳公司的化学家费利克斯·霍夫曼(Felix Hoffman)给水杨酸分子加了一个乙酰基,即乙酰水杨酸,这就是现在的阿司匹林。

1899年3月6日,阿司匹林通过了发明专利申请。

很快,阿司匹林成了世界上最畅销的药物之一。

原来有这样一则阿司匹林的广告:"婆婆腰背疼痛,多种药物治疗无效,无奈时知道了阿司匹林。"不难看出,在那时,阿司匹林的作用也仅仅是解热镇痛,并没用于防治心脏病。

20世纪40年代，美国加利福尼亚州耳鼻喉科医生劳伦斯·克莱文（Lawrence Craven）发现了一个怪现象：那些扁桃体发炎的患者在使用大剂量阿司匹林后，导致流血过多。

一次偶然的事件，可能会造就一项伟大的发明：牛顿被苹果砸中，让他发现了万有引力；英国细菌学家弗莱明在一次偶然的细菌培养试验中发现了青霉素。而这次偶然的出血事件，提醒了这个聪明人：阿司匹林是不是具备抗凝血的作用呢？这样，会不会就能预防心肌梗死呢？

后来，Craven潜心研究阿司匹林的作用。20世纪50年代中期，他在论文中说，有8000多名患者无一遭受心脏病事件，原因是他们都服用了阿司匹林。

然而，没人相信他。在那个年代，如若说阿司匹林能预防心脏病，真是滑天下之大稽！

真正改变阿司匹林在防治心脏病领域地位的里程碑式研究，是由NIH在1983年开始组织的内科医师研究。该研究共有22071名美国的健康男性医师参与，目的是评价小剂量阿司匹林是否可以预防健康人首次心肌梗死事件。

结果，原本计划耗时8年的研究，在第5年时被提前终止了，原因是阿司匹林卓越的心脏保护作用。当时的结果证明，阿司匹林能降低44%的心肌梗死风险，使首次致死性心肌梗死发生率下降66%，糖尿病人群首次心肌梗死发生率下降61%。1988年，该研究发表在美国《新闻周刊》上，轰动了整个医学界。

阿司匹林为什么既能解热镇痛，又能预防心脏病呢？

英国药理学家约翰·罗伯特·范恩（Sir John Vane）发现，阿司匹林通过抑制环氧化酶-1（COX-1）的作用来抑制机体合成前列环素。前列环素类在人体内有很多功能，包括炎症的信息传导、痛感的传递以及体温控制。另外，阿司匹林还能通过抑制血栓素 A_2 的合成，阻断血小板聚集，从而发挥抗血液凝集的作用。约翰·罗伯特·范恩因此获得了 1982 年的诺贝尔奖和皇家爵士头衔。

毋庸置疑，从早年的解热镇痛，到现在广泛用于防治心脑血管疾病，阿司匹林对人类健康事业的贡献可谓居功甚伟。艾瑞克·梅特卡夫（Eric Metcalf）在《阿司匹林的妙用》中声称："每天一片阿司匹林，让你远离医生。"美国达特茅斯医学院的约翰·巴伦（John A. Baron）教授说过："假如我将身处荒岛，如果选择随身携带某种药物的话，那么可能首先想到的就是它，阿司匹林。"

然而，对于机体的消化系统，阿司匹林始终扮演着负面的角色。阿司匹林最常见的不良反应，即是上消化道的损伤，包括消化不良、恶心和呕吐，甚至出血。其致病机制亦是源于它的治病机制：通过抑制环氧化酶-1（COX-1），干扰前列环素合成，而后者恰恰是保护胃黏膜、促进胃上皮细胞修复和细胞更新的重要物质。另外，阿司匹林亦可通过抑制血小板聚集，诱发出血。国外的一项荟萃分析显示，阿司匹林导致消化道出血的概率为每年0.12%，并且与剂量相关。

另外，幽门螺杆菌（Hp）感染亦是消化道出血的诱因之一。Hp感染引起胃酸分泌增加，引发胃黏膜局部炎症反应，破坏胃的黏膜保护屏障，诱发消化道溃疡，进而诱发出血，特别是在同服阿司匹林时。

故事的主人公因已罹患胃溃疡，须服用奥美拉唑、抗生素类药物来剿灭Hp，同时抑制胃酸，治疗溃疡。老周不但没有服用相关药物，反而服用了阿司匹林，后者不但助长了溃疡的攻势，还增加了出血的风险。

结局不难预见，老周的胃出血与阿司匹林有莫大的关系。而问题的关键在于，老周是否真的需要服用阿司匹林？

基于国内外的研究结果及相关指南，2011年《中国心血管疾病预防指南》明确推荐，10年心血管疾病风险＞10%的人群应使用阿司匹林进行一级预防[①]，比如年龄＞50岁的高血压患者、年龄＞40岁的糖尿病患者等。老周没有高血压及糖尿病病史，也没有其他心血管疾病高危因素，仅仅因为年龄53岁，完全没有必要服用阿司匹林。所以说，老周此次的胃出血完全是一场自己炮制的乌龙事件啊。

---

①心血管一级预防，指的是心血管疾病尚未发生时采取预防措施，通过控制或减少心血管疾病危险因素来预防心血管事件，降低群体发病率。而10年心血管疾病风险是否＞10%，需要由医生通过专业的软件和评分系统来具体评价。

神秘的蓝色小药丸——伟哥

1998年，李宗盛的《最近有点烦》火遍大江南北："最近比较烦，比你烦，也比你烦，我梦见和饭岛爱一起晚餐，梦中的餐厅灯光太昏暗，我遍寻不着那蓝色的小药丸……"

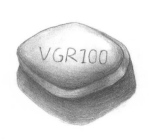

歌词中，蓝色小药丸暗指时下最流行的治疗男性勃起功能障碍的药物：万艾可，英文名为Viagra。这个名字其实是由Vigor与Niagara两个英文单词合成的，前者的本意是精力，后者则是著名的尼亚加拉瀑布，组成的意思是"精力如同奔泻的瀑布"，由此可见该药物能恢复或增强性能力。

在中国，万艾可又被称为"伟哥"。"伟哥"的知名度极高，但其实际作用却鲜为人知，很多人只是把它当成一种"壮阳药"，事实真的如此吗？

不少重大的医学发现源于偶然事件，"伟哥"就是典型的实例之一。"伟哥"的主要成分是西地那非，在美国辉瑞公司的资助下，英国医生尼克·特瑞德博士率先开展了一项研究，目的是观察它是否能扩张冠状动脉、改善冠心病患者的心绞痛症状。可耗时 10 年之久，仍然没有找到证据证明西地那非对心血管系统的疗效。无奈之余，特瑞德博士准备宣布终止研究，却遭到了一位 72 岁老翁的反对，他指着自己的下半身，对特瑞德博士说："我们不在乎是否进行试验，但我们希望继续得到这种药。因为虽然它对心脏没有作用，却对那儿起到了神奇的作用"。

老翁说完后，大家哄堂而笑，但这个"笑话"却触动了特瑞德博士敏感的神经。因为西地那非的主要作用是扩张血管，本来想通过这个药理机制来扩张心脏的冠状动脉，却意外地作用在阴茎海绵体上了。当时，他认为，西地那非的这种"副作用"将会大有作为。

经过他数年的不懈努力，治疗男性勃起功能障碍的"伟哥"诞生了。在 1998 年上市后，"伟哥"成为第一个经美国食品药品监督管理局批准认证可有效治疗勃起功能障碍的药物，仅第一周就开创了每天 1.5 万张处方的纪录；到了第七周，处方量竟达到了惊人的 27 万张，创造了当时全美药物的销售纪录。

其实，"伟哥"的神奇功效得益于一种能够扩张血管的信号分子——一氧化氮（NO）。在性刺激下，人体内会产生 NO，

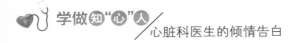

NO进入阴茎海绵体的平滑肌细胞内,使细胞内产生大量的环磷酸鸟苷,而后者能引起阴茎平滑肌松弛,导致阴茎海绵体扩张,大量血液涌入阴茎而发挥勃起功能。但是,阴茎海绵体内含有一种对抗勃起的酶,即5型磷酸二酯酶,它能分解环磷酸鸟苷,而"伟哥"就是通过抑制5型磷酸二酯酶来发挥作用的。

但"伟哥"并非"催情剂",只有在服药者有性冲动时,才能发挥作用,总体有效率约为80%。国内有专家也指出,对于已拥有正常性生活的健康者来说,"伟哥"甚至是无效的。它的功效只是"添砖加瓦",对真正存在性功能障碍的人群才会起到作用。专家建议,在性交前30~60分钟服用即可,正好配合"前戏"的时间,才能助力更完美的两性生活。

药物是一把"双刃剑"。多数药物会有或轻或重的副作用,伟哥亦不例外,主要副作用有面部潮红、头痛、视觉异常等。据2005年《纽约时代》发表的《伟哥对视力的危害》一文中提到,美国食品药品监督管理局批准的伟哥是治疗性功能障碍的药物,在服用时,可能出现短暂的视力模糊,建议心脏病患者,特别是服用硝酸甘油者,不要同时服用伟哥。

是不是所有勃起功能障碍患者都需要药物治疗呢?当然不是。

勃起功能障碍可划分为三大类,即器质性(血管性疾病、神经内分泌性疾病)、心理性和混合型。研究资料显示,约半数勃起功能障碍患者是心理性的,包括焦虑、压力、紧张的情绪及性创伤史等。换言之,只要剔除了心理因素,多数勃起功能障碍患者可以恢复正常的性生活,而不需服用任何药物。

或许,在多数时候,"伟哥"只是起到了慰藉心灵的作用吧。

第六章

好心脏，可以养出来

得了冠心病，应该怎么吃？

古语有云：“王者以民为天，民以食为天。”思想家恩格斯也说，人们首先必须吃、喝、住、穿，然后才能从事政治、科学、艺术、宗教等。的确，吃，是生活的基本所需；吃，也是物质和精神上的双重享受。在果腹充饥的同时，我们更应该学习的是如何能吃得更讲究、吃得更健康。

《黄帝内经》书：“谷肉果菜，食养尽之，无使过之，保其正色。”这段话告诉我们，在生病时必须注意饮食调养，以战胜病邪。大量医学研究证实，饮食营养是影响心血管疾病的主要因素之一，合理科学的膳食结构能降低人群患心血管疾病的风险。比如，多食用鱼、蔬菜、水果、富含亚油酸和钾的食物及豆制品等，能显著降低患心血管疾病的风险；而多食富含饱和脂肪酸和反式脂肪酸的食品，大量饮酒和高盐饮食，能明显增加患心血管疾病的风险。

何为健康的饮食结构呢？其中，“地中海膳食模式”是备受营养学家们推崇的膳食结构之一，并得到了数项国际大型营养学研究的数据支持。其主要特征包括：富含水果（尤其是新鲜水果）、根茎类和绿色蔬菜、全麦食品、深海鱼类（富含ω-3脂肪酸），并强调食用较少数量的红肉，以低脂或无脂奶替代高脂奶等。

"防治高血压膳食模式"是美国心脏协会推荐的一种防治高血压的膳食模式。其主要特征包括：富含蔬菜、水果、家禽、鱼类和坚果的饮食结构，还包括低糖及含糖饮料、红肉类。与"地中海膳食模式"相似，其膳食结构中的总脂肪、饱和脂肪的含量较低，钾、镁、钙和膳食纤维的含量都比较高。

合理的膳食结构是健康饮食的基本元素，但要切实贯彻并非易事。再者，一旦罹患冠心病，如何真正做到合理、均衡的膳食结构呢？列举如下八点。

1. 多样化饮食，有粗有细。《黄帝内经》提出："五谷为养，五果为助，五畜为益，五菜为充，气味合而服之，以补精益气。"可见，早在两千年前，医学家们就已提出了饮食多样化的原则。值得注意的是，膳食指南强调了全谷物。与精制谷物不同，全谷物指的是经过未精加工的或虽加工处理但仍然保留完整谷粒的谷物，它富含膳食纤维、B族维生素、维生素E及矿物质等营养成分。然而，谷物一旦经过精加工，多数营养成分就会随着流失殆尽。

2. 提倡低脂肪、低饱和脂肪饮食，尽可能避免食用含有反式脂肪酸的食品。不论是"地中海膳食模式"，还是"防治高血压膳食模式"，都提倡低饱和脂肪的饮食结构。研究表明，这两种膳食结构模式都能有效地降低低密度脂蛋白胆固醇水平，从而进一步降低发生心血管疾病的风险。《2016年中国居民膳食指南》建议，每日人均食用油用量应控制在20～30克。另外，尽量减少或不食用含有反式脂肪酸的食品，如油炸食品、起酥油饼干及人造黄油糕点等。

3. 多食用富含不饱和脂肪酸的食物，适当食用含单不饱和脂肪酸的食品。鱼类含有丰富的不饱和脂肪酸，建议每周吃2次以上，每次三四两。然而，除非有营养师的处方，不建议随意补充鱼油制品。单不饱和脂肪酸的摄入约占总能量的10%，多选用橄榄油、玉米油等富含油酸的油制品。

4. 适量摄入胆固醇。胆固醇是合成细胞膜、激素等的必需原料，没有胆固醇就没有生命。然而，血液中的胆固醇又是冠心病的主要元凶。因此，血脂不能太高，亦不能太低，要维持在合理的范围之内。

食物是血液胆固醇的来源之一。以往的膳食指南建议，膳食胆固醇摄入量每天不应超过300毫克，约为一个鸡蛋黄所含的胆固醇量。然而，膳食中摄入的胆固醇只能影响约20%的血液胆固醇水平，故我国2016版的膳食指南和美国最新的膳食指南取消了对胆固醇摄入上限的限制。不过，这不代表可以无止境地摄入高胆固醇食物。

5. 每天食用水果和蔬菜。新鲜的蔬菜和水果能为机体

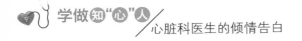

提供大量的膳食纤维、维生素和矿物质,建议每天食用400~500克的新鲜蔬菜和200~400克的水果。

6. 积极控盐,富钾饮食。高盐饮食能增加高血压及冠心病的发病率。研究表明,低盐、富钾饮食能降低血压,并且可以降低高血压的发病率。建议每天食盐摄入量不超过6克。如无饮食摄入障碍,通过食用大量蔬菜及水果完全可以满足每天的钾盐量。

7. 摄入足量的钙和镁。多饮用牛奶,多食用蔬菜和水果,以保证钙、镁等重要矿物质的摄入。如身体不能耐受牛奶,亦可多食用豆制品来补充钙质。

8. 适量饮酒。不推荐无饮酒嗜好的人通过饮酒保健。如有饮酒习惯,男性每天摄入不超过25克的酒精量,女性减半。如为50°白酒,则每天不要超过50毫升。

傅玄《口铭》书:"病从口入。"这不无道理,因为众多疾病确实与膳食结构有着密切的关系。健康的生活以"食"为先,建议各位从上述的八大原则开始,不过食,不偏食,并将其潜移默化地移植到日常饮食中去。长此以往,您必定会拥有一个健康而美丽的人生。

落寞的酒神 |

　　酒，是用粮食、水果等含淀粉或糖的物质经过发酵制成的含酒精的饮品。有资料记载，约在1亿年前，地球上出现了被子植物，那时就出现了最早的酒——自然果酒。6000年前，人工谷物酒的出现则是人类酿酒史上的第二个里程碑，从酒的酿造、器具到技术，凝聚了人类智慧的结晶。

　　在我国，酒已成为人民道德、思想和文化的综合载体。俗话说："无酒不成席。"一些民族在订婚的礼仪中以酒当头，有"喝相亲酒""喝交杯酒"之说；在交际礼俗方面，广西瑶族有"三关酒"的礼俗等。以酒为纽带的例子，举不胜举。

　　诸多文人墨客也与酒结缘。唐代诗仙李白，流传至今有名诗千余首，与酒有关的就有170首；诗圣杜甫更有"朝回日日典春衣，每日江头尽醉归"等与酒有关的经典诗句。

　　但是，酒对社会和人们的影响，有正有负。酒是一种可以使人为善，也可以使人作恶，可以趋吉，又可以趋凶的特殊液体。东汉学者许慎说过："正之则善，偏之则恶；正之则吉，偏之则凶。"暂不说酒能影响为人善恶,酒对人类健康的影响却要细说一番。

在临床工作中,医生在问诊的时候,一般会问其"饮酒史"。据观察,鲜有人滴酒不沾,有的人偶尔小酌,有的人嗜酒成瘾,有的人通过喝酒保健,有的人却借酒消愁。

而在我的经历中,发生在老钱身上的故事,始终让我无法忘却。

第一次见到老钱,是在我的门诊中。

下午四点,电脑上只剩一个未就诊的患者了。我心想:奇怪,这个"钱家梁"明明排在第5号,这第20号患者都看完了,怎么还不见他的踪影。

半小时后,我收拾完办公桌,准备回病房。"好大的酒气!"我纳闷,哪来的那么浓烈的酒味儿。

这时,诊室门慢慢打开了,一位老者从门后走来,中等身高,身材干瘦,面色晦暗,浑身上下都充斥着刺鼻的酒味。"大夫,还能看病吗?"他问道,话语间,脑袋一直在晃动。

"您叫钱家梁吗?"我问道。

"嗯,是我,大夫。"老者回道。

"怎么才来啊,这眼瞅就下班了。"我问道。

"大夫,实在不好意思。挂完号后,酒瘾上来了,就去小饭馆喝了三两,就把时间耽搁了。"他低下头,很难为情地说。

"您这酒瘾挺大啊。"我摇了摇头,说道,"没事儿,过来坐下，说说您的病情吧。"

原来，老钱的年龄并不大，才50岁，是个农民，唯一的经济来源是经营多年的温室大棚，生活并不富足。唯一的爱好是喝酒，而且是喝烈酒。生活的压力和大量的饮酒，让他显得格外苍老。据他说，他从30岁开始染上酒瘾，在那时，每天要喝上酒精度60°的"老白干"两斤左右；最近两三年，不胜酒力，但也要喝个一斤八两的。

套用老钱的话来说："每天两斤酒，胜过活神仙。"长期大量摄入烈酒，导致酒精成瘾。每天三顿饭，只要一顿不喝酒，就会出现心慌胸闷、脑袋双手颤抖的症状，但这并不是这次就诊的主要原因。老钱说，最近几个月，走路快了就气短，身子骨越来越弱，一点儿力气都没有。

"气短、乏力"是心内科医生最常遇到的症状，这可能由诸多疾病引发，如慢性心力衰竭、高血压、冠心病及贫血等。其实，老钱身体还算可以，除了对酒精的依赖外，从来没有住过院，没有高血压、糖尿病，也不吸烟，没有典型心绞痛的症状，冠心病的可能性不大。老钱胃口不错，消化功能尚可，应该也不会是贫血。

我仔细查体后发现，老钱的心界明显扩大，结合症状综合分析，心力衰竭的可能性最大。如要明确诊断心力衰竭，首先要做的检查就是心脏超声。

果然，心脏超声结果提示：心脏射血分数①30%，左心室内径65毫米，左室壁弥漫性运动降低，提示心力衰竭。

"您该住院了，老钱。您患上了心力衰竭。"我说道。

"惠大夫，什么是心力衰竭啊？"老钱不解，问道。

所谓心力衰竭（简称心衰），指的是由于高血压、冠心病、遗传、病毒、酒精及药物等因素引发心脏结构变化（心室腔扩张、心室壁肥厚等），导致心脏射血能力下降、循环充血、外周器官缺血等一系列临床综合征，是多数心脏疾病的终末期表现及最主要的死因。

打一比喻：心脏持续而规律的收缩-舒张工作好比是一匹劳作的马，心脏泵血时所承受的负担好比是这匹马所拉的

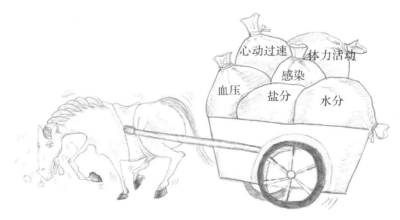

（孙诗竹作画，未经允许，谢绝转载）

①正常人的心脏射血分数一般大于50%；低于50%以下，提示心功能减退，即可能出现心力衰竭的症状。

货物。在正常情况下,健康人的这匹"马"在拉运这批货物时,完全可以胜任,但心力衰竭时则大不相同。慢性心力衰竭就如同马开始饥饿,它对这批货物开始力不从心,出现气喘吁吁、拉车速度缓慢等状况,甚至不能继续走路。而心力衰竭患者的症状就是乏力、气短,重者不能生活自理,平卧休息时都会呼吸困难。如果这匹马在最后不拉货时都无法行走,意味着它也走到了生命的尽头……

"我怎么会患上心力衰竭呢?"老钱继续问道。

如上所述,诸多原因会引发心力衰竭,如高血压、冠心病及遗传因素等。老钱嗜酒成性,唯一的致病因素便是酒精。因为长期大量饮酒,损伤心肌细胞,导致心肌收缩力下降。一般认为,男性饮酒量每天>80克、女性>40克,饮酒5年以上,则可考虑诊断为酒精相关的心力衰竭,即酒精性心肌病。

"惠大夫,我有救吗?"老钱急切地问道。

"别急,老钱,还有希望。"我安慰了老钱,说道,"服药加戒酒,就有希望。"

慢性心力衰竭患者的预后很差,患病4年的死亡率约为50%,严重者患病一年的死亡率即高达50%,一旦发病,很难逆转。但是,由酒精因素所致的"酒精性心肌病"患者,经戒酒加充分用药治疗后,部分患者还有恢复的希望。老钱住院后,我给他处方了呋塞米、螺内酯、培哚普利及美托洛尔等药

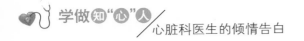

物①，他气短、乏力的症状很快就缓解了。戒酒后，老钱的心脏虽没有完全恢复，但症状却较前有了明显的好转，心脏射血分数也升至48%。

如前所述，长期大量饮酒可能直接或间接损伤心肌细胞。但对心血管系统来说，饮酒量与心脏病的危险性呈"J"形曲线关系：少量饮酒可能降低心血管疾病的发病风险，即每天酒精摄入量在5～25克时可能对心血管系统有益；而过量饮酒则能增加心血管疾病的发病风险。

当然，除了影响心血管系统外，过量饮酒对人体亦有众多的不良影响。

1. 酒精与肝脏。酒精能直接损伤肝脏，同时影响肝脏的解毒功能，长期过量饮酒会增加脂肪肝、酒精性肝炎及肝硬化的发病率。对于每天酒精摄入量＞50克的人群，10年后发生肝硬化的人数每天约为2%；肝硬化死亡的人群中，约40%是由酒精中毒引起的。

2. 酒精与消化。长期大量饮酒能使蛋白质、脂肪、碳水化合物、维生素和矿物质的摄入量减少，故容易出现营养状况低下。另外，大量饮酒能损伤上消化道黏膜及肝脏，会影响几乎对所有营养物质的吸收。

---

①呋塞米和螺内酯是利尿剂，培哚普利是血管紧张素转换酶抑制剂，美托洛尔是β受体阻滞剂，上述药物是慢性心力衰竭患者常用的药物。

3. 酒精与痛风。不管饮酒量多寡和饮酒种类，饮酒都会增加高尿酸血症及痛风的发病风险。

4. 酒精与肿瘤。有研究表明，饮酒可能增加结肠肿瘤和乳腺癌的发病率。

5. 酒精与胎儿酒精综合征。孕妇在怀孕期间饮酒，可能会不同程度地影响胎儿脑部发育，增加胎儿围产期大脑麻痹的风险。

古人有云："天赐之美禄。"的确，酒是大自然对人类的馈赠，人亦可通过酒来表达情怀。亦有人云："酒逢知己千杯少。"但是，惠大夫劝君在享受琼浆玉露时，注意酒精对人体健康的不良影响——美酒虽好，莫要贪杯啊。

香烟七宗罪 ▍:::

1492 年，哥伦布在远洋航行时发现了小岛古巴。他的水手观察发现，当地的泰诺族印第安人种植了一种叫作"Cohiba"的植物，并用它的叶子做成烟卷来吸，这就是最早被发现的香烟。探险家是这样形容烟叶的："它的叶子肥大，摸起来就像天鹅绒一样的柔软。"

西班牙传教士卡萨斯在《印第安人史》中写道："一路上我们都能看到当地人，无论男女，手里拿着一根点燃的木炭和一些草状的植物。他们一边走路，一边点燃烟叶，享受其散发出来的芳香……"不难看出，在当时社会，香烟在人类生活中扮演着重要的角色。

香烟横空出世，迅速蔓延，它像酒精，甚至像大麻、鸦片一样，穿梭于人们的指掌之间，成为文人墨客的"座上宾"、艺术界的"新宠"。法国文豪大仲马自制卷烟，借以安慰痛苦不堪的朋友，表达自己的关切之情；众多画家们也在尝试着通过香烟来寻找创作灵感；19 世纪，贵族军官们也开始对香烟爱不释手了……

　　然而，在当时，人们对香烟的质疑声亦不绝于耳。19世纪初，德国化学家从烟草中分离出剧毒物质——尼古丁，自此拉开了"反烟运动"的帷幕。路易·亨利·梅尔森发现，烟草燃烧后的烟雾中含有尼古丁。研究者将8克烟草燃烧后所产生的烟雾引入4916立方厘米空间中，并将小猫或小狗放入其中。结果发现，15分钟后，小动物开始出现中毒症状；半小时后，小动物死亡。著名的生理学家克劳德·伯纳德指出："几滴尼古丁提取液能毒死一条狗，0.06克尼古丁能毒死一个人。"

　　1868年7月11日，法国成立反对烟草联盟，对香烟宣战。

　　斗转星移。现今，大量的研究数据表明，能兴奋神经的香烟着实是种"毒物"，它不但能让人上瘾，还能直接或间接导致多种疾病，如肺癌、冠心病等。在香烟的外包装上，制造商明确指出：吸烟有害健康，尽早戒烟，有益健康。殊不知，当您点燃香烟的那一刻，同时点燃了连接疾病和死亡的导火索。

　　那么香烟对身体到底有何损害呢？

　　天主教义中，人有"七宗罪"，即暴食、贪婪、懒惰、愤怒、骄傲、淫欲和嫉妒。而撩人的香烟，悉数之，亦有七宗"不可饶恕"的罪状。

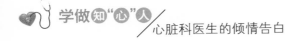

第一宗罪：恶性肿瘤

香烟的烟雾中含有 69 种已知的致癌物，如亚硝胺、苯并芘、芳香胺及砷等。研究发现，多种恶性肿瘤与吸烟有关，首当其冲的是肺癌，约 85% 的肺癌与吸烟有关。一项动物实验结果表明，实验狗每天吸烟 7 支，连续 29 个月后发生了支气管鳞癌。另外，美国的研究资料指出，约 80% 的喉癌、78% 的食管癌、48% 的肾癌、47% 的胰腺癌和 17% 的胃癌与吸烟有关。

第二宗罪：冠心病

吸烟能促进机体释放儿茶酚胺，兴奋交感神经，容易引发血压升高、心动过速，亦能增加血液黏稠度，促进动脉粥样硬化斑块的形成，甚至诱发心律失常，导致猝死等。我国一项涉及多省市样本的 10 年随访研究结果表明，吸烟是急性冠心病和急性缺血性卒中事件的独立危险因素之一，约 19.9% 的急性冠心病事件和 11.0% 的急性缺血性卒中事件归因于吸烟。

吸烟是致冠心病的主要危险因素。与不吸烟者相比，吸烟者的患病率及病死率增高了 2～6 倍，且与吸烟数量呈正相关。与非吸烟者相比，吸烟者首次发生心肌梗死的时间提前10 年。

第三宗罪:慢性呼吸道疾病

尼古丁能损伤支气管纤毛,使其丧失活力,并降低肺泡的防御功能,从而增加肺部感染的机会。烟草中的醛类、氮氧化物等化合物能引起黏膜增生肥大,杯状细胞明显增多,分泌功能亢进,终而增加呼吸道慢性炎症的发生机会。

据统计,吸烟者患慢性支气管炎的风险是非吸烟者的2~8倍。香烟中的焦油、尼古丁和氢氰酸等化学物质能直接损伤气管,并诱发肺气肿。青少年哮喘也与吸烟有明显关系。

第四宗罪:危害女性健康

尼古丁、一氧化碳等化学物质可经胎血循环进入胎儿体内,使胎盘血管收缩、子宫血流量减少,由此使低体重儿、早产儿等的出生风险增加2~3倍,甚至影响胎儿体格、智力和神经系统的发育。另外,尼古丁可以抑制性激素的分泌,导致妇女月经失调。

第五宗罪:危害男性健康

吸烟易诱发阳痿,导致性功能障碍。

第六宗罪：增加糖尿病患病风险

有证据表明，吸烟可以导致2型糖尿病，并且可以增加糖尿病患者发生血管并发症的概率，影响疾病预后。

第七宗罪：影响身体整体功能

吸烟不但能增加牙周炎、白内障、消化道溃疡及痴呆的发病风险，而且能延缓手术伤口愈合、加速皮肤老化，影响身体的整体功能。

吸烟有害健康，这点毋庸置疑。但值得注意的是，烟不仅指"一手烟"，亦包括"二手烟""三手烟"。也就是说，即使吸"二手烟""三手烟"，亦能引发上述众多疾病。

远离香烟是健康生活的基本保证。对于吸烟者来说，"亡羊补牢，为时不晚"。研究表明，戒烟能降低36%的冠心病远期死亡相对风险，远高于任何一种冠心病治疗药物的功效（比如，阿司匹林仅为15%，他汀类药物约为29%）；戒烟能降低44%的冠心病患者支架术后的相对死亡风险；吸烟还能降低8%的心搏骤停患者的绝对风险。

预戒烟者，可通过逐渐减少吸烟支数以达到戒烟的目的。有条件者，可到戒烟门诊，根据专业医生的建议，采用心理、药物等方式戒烟。亦可以拨打相关戒烟热线，寻求帮助，如中国疾病预防控制中心控烟办公室或中国健康教育中心戒烟热线。

作为烟草制品的一种，香烟固然"罪不容诛"，但不能因而抹煞烟草在人类历史中存在的价值。

美洲土著民种植烟草有千余年的历史，他们视烟草为"万灵药"，用于治疗感冒、头痛等。1624年，我国医药学家倪朱谟在《本草汇言》中记述："烟草，通利九窍之药也，能御霜露风雨之寒，辟山谷鬼邪之气。"可见当时中医对烟草的颂赞。现代医学证实，烟草中能分离出至少40种生物碱，包括左旋烟碱、毒藜碱等，其中的烟碱可起到兴奋精神和镇静的作用，还可缓解阿尔茨海默病、帕金森综合征等。

或许，在不久的将来，烟草会被研制成为解决人类疾苦的良药，由此香烟对人类所犯的罪行可以将功补过吧。

远离肥胖 |

身体脂肪是指身体中的脂肪组织。适当比例的脂肪是人体生理活动所必需的,但脂肪比例过高或过低都是不健康的。然而,由于人们生活水平的提高、膳食结构的变化、体力活动的减少等因素,超重和肥胖者的比例越来越大。

近半个世纪以来,超重和肥胖如同"瘟疫"一般,在全球范围内逐渐蔓延。在美国等发达国家,肥胖已成为关乎民众健康的主要社会问题之一。在我国,这一流行趋势亦日益凸显。据2010年中国慢性病监测项目的调查表明,我国成年人超重率和肥胖率已分别达到30.6%和12.0%。

相对于体重问题,广大民众更在乎的似乎是外在的美。盛唐时期"以胖为美"。《旧唐书·列传第一》中记载:"太真资质丰艳,善歌舞,通音律,智算过人。"此句足以表达杨贵妃的丰腴华贵之美。而现如今,尤其是女性,更是希望自己身姿妖娆、体态苗条。

殊不知,肥胖影响的不仅仅是"外貌"。俗语称:"腰带越长,寿命越短。"目前,肥胖俨然已成为危害大众健康的祸源之一。美国卫生总署署长告诫世人,肥胖问题会将我们在心脏疾病、各种肿瘤和慢性病取得的成果一扫而光。

肥胖对机体有何影响呢?

1. 肥胖与糖尿病。肥胖与2型糖尿病如影随形,不难发现,众多糖尿病患者亦是肥胖者。一项大型荟萃研究结果指出,健康肥胖者发生糖尿病的风险是健康正常体重者的4.03倍,非健康肥胖者发生糖尿病的风险是健康正常体重者的8.93倍。该数据意味着,即使是健康肥胖者,其罹患糖尿病的风险也会明显增加。萨里大学医学院的罗斯教授进行了一项研究,共纳入了4.4万名糖尿病患者。结果显示,体重是预报糖尿病患者早亡的指标之一。

2. 肥胖与高血压。肥胖能增加高血压的发病率,而且肥胖的持续时间越长,罹患高血压的风险越高。我国的一项纳入24万人的研究结果显示,超重者高血压的发病率比正常者高2.5倍,肥胖者高血压的发病率比正常者高3.3倍。

3. 肥胖与冠心病。肥胖能明显增加冠心病的发病率。研究发现,BMI[①]越高,急性冠心病事件的风险越高。其致病

---

①体重指数(Body mass index, BMI), BMI＝体重(千克)/[身高(米)×身高(米)]。

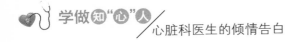

机制与肥胖增加患者高血压、糖尿病、高脂血症的风险因素等有着莫大的关联。美国威廉·博蒙特医院的麦卡洛说:"因为2/3的美国人身体脂肪超标,我们预计,美国女性在45岁时心脏病发作的概率将会暴增。"

4. 肥胖与恶性肿瘤。一项纳入了约210.4万人的大型研究指出,超重和肥胖能使绝经后女性罹患乳腺癌的风险分别增加12%和16%。美国癌症研究中心的专家称,肥胖亦能增加人群患结肠癌、子宫癌、食管癌、肾癌及前列腺癌的风险。伦敦国际肥胖工作组主席詹姆斯博士说:"肥胖与癌症有着千丝万缕的关系。在美国,它将很快成为仅次于吸烟的又一大问题。"

5. 肥胖与鼾症。肥胖者的颈部和胸部通常沉积了过多的脂肪,能阻塞呼吸道,中断呼吸,导致呼吸困难。而有鼾症的患者能影响体内控制体重的激素水平,导致增重;鼾症会扰乱快速眼动期睡眠,导致体重增加。

6. 肥胖与骨关节炎。肥胖会增加下肢关节的承受力,从而加重关节软骨的磨损,最终导致关节活动受限。

如上所述,超重和肥胖能引发诸多身体疾患,影响人们的生活质量。遏制超重和肥胖的进一步蔓延应从致胖的源头抓起。

正常成人机体的膳食摄入和能量消耗应该是相互平衡

的。吃得多、动得少，过多的能量以脂肪形式在体内蓄积，则会导致肥胖；吃得少甚至营养不良，则会导致消瘦、低体重。目前，人们的生活富足了，生活节奏加快了，吃得过多、动得太少，是导致肥胖者越来越多的主要原因。因此，欲控制体重，需双管齐下：改善膳食结构，适量增加运动。

有人说，现在的人都营养过剩了。其实不然，与其说营养过剩，不如说是能量过剩。近30年来，我国居民的膳食结构模式在悄然发生着改变：动物性食品、高脂食物摄入越来越多，导致能量摄入过剩，更确切的说法应该是"营养不均衡"；再者，现代化食品的加工工艺变化，如谷类的精加工，也让部分必要的营养素过多流失。"吃"这一源头，就已为众多慢性病埋下了"心腹大患"。

达·芬奇说："运动是一切生命的源泉。"人们每天都应保证适量的运动，以消耗掉摄入的能量。亚里士多德说，运动太多和太少，同样地损伤体力；饮食过多与过少，同样地损害健康；唯有适度，才能产生、增进、保持体力和健康。的确，运动要适度。一般来讲，身体活动的消耗量应占总能量的15%以上。《2016年中国居民膳食指南》建议，每周进行至少5天、每天至少30分钟的中等强度的有氧运动。另外，步行亦是较好的运动方式，更适合老年人及慢性病患者，除了日常生活必需的活动外，建议每人每天完成至少6000步的步行数，可

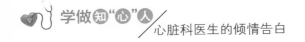

以一次完成,亦可以分2～3次完成。

对于已超重和肥胖的人群,应积极开展减肥计划。"欲速则不达",减肥是个循序渐进的过程,速度要适中。速度过慢,容易使人丧失信心;速度过快,容易对身体造成不可逆的损害。建议以每月减轻2～4千克体重的速度进行减肥。如有必要,可咨询专业营养师,制定个性化的减肥方案,科学减重。

"肥胖有害健康"已然成为不争的事实。控制体重、减肥是健康生活的重要组成部分之一。一些商家乘势推出了花样翻新的减肥方法,如所谓的节食疗法、中医减肥法及排毒减肥法等。与此同时,各类减肥机构犹如雨后春笋般遍布各大居民区、商场,甚至是公寓写字楼。

然而,请诸位切记:真正健康的减肥之道,并无任何捷径,亦无灵丹妙药,慎入此类减肥机构,以免留下终身遗憾!牢记六字真言——"管住嘴,迈开腿",从日常生活开始,从点点滴滴做起,拥有健康的身体、优美的体态绝非是遥不可及的梦想!

体重指数增加,代表体内脂肪重量的增加。然而,对肌肉发达的运动员或青少年来说,不一定适用。身体指标与体重指数的关系见表6-1。

表6-1　身体指标与体重指数的关系

体重指标	BMI［千克/平方米（kg/m²）］
体重过低	BMI＜18.5
体重正常	18.5≤BMI＜24
超重	24≤BMI＜28
肥胖	BMI≥28

两盒药治好了老妇多年的顽疾 ▎▪▪▪

何为健康？

体格强壮是健康？不吃药、不打针、不住院是健康？其实，这都不是真正的健康。

德国哲学家尼采说："健康是人的身体和心灵的健康，两者缺一不可，否则，就不能称之为健康。"的确，真正完美的健康，指的是"身心健康"，即一个人在身体、精神和社会等方面都处于良好的状态。

平和的心态更是健康的基本。现如今，生活节奏逐渐加快，人们在面对工作、生活、家庭时，或多或少会有一定的压力。适当的压力，能提高人的应激能力，增加大脑的兴奋性，让人的思维更加敏捷；而过大的压力，能导致心理变化，容易发生负面情绪。如果这些负面情绪不能得以及时地疏导和缓解，超过个人的心理承受能力，久而久之，就会逐渐形成心理疾病。

《生物精神病学》杂志的一项研究指出，长期处于高压环境下,人体免疫系统基因会发生变化,包括血液中的单核白细胞基因,这些细胞无法探知抵抗炎症的信号,从而失去对人体的保护作用。

心理疾病,如同普通感冒,任何人都有机会患病,而在心脏病患者中的发病率更高。美国约翰霍普斯金大学的一项研究指出,20%～25%的冠心病患者会出现严重抑郁。不论是否并发心脏病,轻症心理疾病患者通过自我减压等方式调整后,即可自愈;重症者,则可能需要心理疏导、药物等多种干预方式。

正因其普遍性,我们身边的家人、朋友可能就是其中的一员。

文小超是我的高中同学,一次闲聊时,跟我提起了他母亲的心脏病。文妈妈65岁,据小超说,她患"冠心病"已有三十几年时间了,最近准备来大连做一次全面的检查。

小超说完后,我心里犯嘀咕:三十几年前就患上冠心病了? 要知道,青年女性冠心病的发病率可不高啊,她真的是冠心病吗?

聚会过后,我就把看病的事儿抛到脑后了。

几个月后,突然接到了小超的电话:"惠,不好了,不好了,我妈刚才给我来电话说她又犯病了。现在坐在床上都大口喘气,她说,她说,她要不行了。"小超在电话里焦急地说道。

"别着急,超儿。你赶紧打120,把妈妈送到医院,我等你们。"

2小时后,急救车呼啸而至。

车刚停,小超赶紧下车,配合着急救员把他母亲扶下车,抬到轮椅上。文妈妈头发略乱,双鬓爬满银丝,眼窝深陷,面容消瘦,然而并未见明显的喘息。

一般来讲,由心脏病诱发的呼吸困难,最常见的疾病是心力衰竭,患者表现为气短,平卧休息后症状加重,可伴有咳嗽,在患者身旁,有时可听见"拉风箱"样的呼吸声。

看到文妈妈下车的表现,我心想,这是心衰急性发作吗?

"到医院了,我好多了。"文妈妈终于开口说道。

"阿姨,您就放心吧。咱们去好好检查检查。"我走到轮椅前,笑着对她说道。

"嗯,辛苦小惠了。"文妈妈的语速很慢,显得很憔悴。

在我的引领下,我们迅速抵达心脏科病房。

接上心电监护,脉氧监测,测量血压,检查心电图、心脏超声。

血压130/80毫米汞柱,心率95次/分钟,指脉氧98%,查体结果正常,心电图正常,心脏超声亦正常。

"肯定不是心力衰竭,冠心病的诊断证据亦不充分。"我在心里逐一排除相关疾病的可能性。

"阿姨,现在感觉怎么样啊?"我站在床边,仔细端详着文妈妈，问道。

"小惠，好多了，身子骨也舒服了。"文妈妈说道，"真奇怪，这病说来就来，说好就好，像中了邪一样。"

据文妈妈回忆，这个毛病已有几十年时间了。不过在退休后，发作的频率越来越高。当症状不发作时，健步如飞，与健康人无异；一旦发作，就极度难受，感觉快要"死掉"似的。这个毛病还有一个显著的特点：与情绪相关；但凡心情不好，就容易发作，发作时间亦时长时短。

听文妈妈说完，基本就可以明确诊断：心理问题。

英国哲学家培根说，健康的身体是灵魂的客厅，病弱的身体是灵魂的监狱。经常保持心胸坦然，精神愉快，是延年益寿的秘诀之一。心理状态是影响健康的关键要素之一，尤其对于老年人。

老年人生理功能减退，是其神经活动适应性下降、心理状态改变的生物学基础。因此，老年人易出现固执、情绪不稳定、猜疑等性格变化。退休后，自我实现的心理需要不能满足，配偶、亲友死亡，子女独立等，使老年人心理矛盾和冲突加剧，在种种因素联合作用之下，老年人心理疾病的发病率明显增高。

心理学家贝卡·利维进行了一项关于人格、衰老和寿命的研究。研究者分析了牛津和俄亥俄州的650多人所填写的关于衰老的调查问卷。结果，关于衰老的看法，有的是积极向上的,有的是负面消沉的。比如:"我和年轻时一样健康""随着年纪越来越大,遇到的事情越来越糟""年纪大了,我越来越没用了"。20年后,他们发现那些态度积极乐观的人的寿命,比意志消沉的人长了7.5年。

海纳·梅尔等心理学家研究了17个心智状态指标(包括智力、人格、社交等)与死亡率的关系。他们发现,对衰老的态度是影响寿命的主要因素,心态年轻、处事积极向上才是延年益寿的关键所在。

文妈妈的病情基本与之相符。一系列的心脏不适症状与情绪相关,而且没有真正的器质性心脏病的诊断证据。因此,应该积极进行心理干预。

我把小超拉到一边,说道:"超儿,这八成是心理问题,像焦虑、抑郁等,得找心理科医生进一步会诊啊。"

"别,千万别,老人家一听去心理科看病,就会以为自己得精神病了。"小超急忙说道,"你想想办法,先调理一下吧。"

结合文妈妈的患病状况,我准备进行适当的"暗示"疗法。

"阿姨,您的心脏出了点小毛病,不过,只要您用心配合,完全可以治愈。"我笑着说道。

"太好了,这样我就放心了,难道不用吃药吗?"文妈妈问道。

我想了想，药还是要服用一点儿，吃两盒"左洛复"①吧！

"好！"文妈妈斩钉截铁地回道。

1个月后，我接到小超的电话。文妈妈仅仅服用了两盒药，就治愈了折磨她多年的"心脏病"。

英国精神分析协会前主席迈克尔·巴林特在20世纪50年代说过："如果医生和患者都紧盯着躯体症状，而忽略其背后的问题，如果医生一直不懈地去寻找身体疾病，则心理生理疾病会慢性化，而患者的内心冲突则一直潜藏在幕后。相反的风险也同样存在。医生可把身体症状放在一边，而努力寻找症状的心理根源。"

正因如此，我知道了文妈妈疾病的真正根源，并加以对症治疗，才能仅仅用了两盒药就解决了她的"心头之患"。

🏥 A型性格量表

美国心脏病医生 Friedman 和 Rosenman 入选了3000多名患者，进行了一项为期10年的研究，把人的性格分为 A 型性格和 B 型性格。其中，A 型性格的人群行为模式被称为 A 型行为模式，B 型性格的人群行为模式被称为 B 型行为模式。

---

①文中提及的"暗示"疗法与左洛复等相关药物，是由专业心理科医生所推荐的，并非适合所有心理疾病患者，切勿盲目套用。

A 型行为模式有如下特征：

（1）争强好胜，对自己寄予极大的期望；

（2）对自己的要求苛求，为实现目标，不惜付出任何代价；

（3）以事业上的成功与否作为评价人生价值的标准；

（4）安排工作紧凑，试图在极少的时间内做极多的工作；

（5）精神紧张。

A 型性格的人长期生活在紧张的节奏和氛围之中，使其产生源源不断的紧张情绪和心理压力。有数据表明，85%的心血管疾病与 A 型行为有关。而在心脏病患者中，A 型性格的患者比例高达 98%。专家认为，A 型性格的个性特征能影响血脂水平，促进动脉粥样硬化的发生与发展，进而导致心脑血管疾病的发生。

判断 A 型性格的量表（见表6-2）如下：

指导语：请回答下列问题。凡是符合你的情况的就在"是"字上打钩；凡是不符合你的情况的就在"否"字上打钩。每个问题必须回答。答案无所谓对与不对，好与不好。请尽快回答，不要在每道题目上做太多思考。回答时不要考虑"应该怎样"，只回答你平时"是怎样的"就行了。

表6-2　A型性格量表

姓名:　　　　年龄:　　　岁　　　性别:　　　诊断:

项　目	是	否
1. 我常常力图说服别人同意我的观点		
2. 即使没有什么要紧事,我走路也很快		
3. 我经常感到应该做的事情很多,有压力		
4. 即使决定了的事,别人也容易使我改变主意		
5. 我常常因为一些事大发脾气或与人争吵		
6. 遇到买东西排长队时,我宁愿不买		
7. 有些工作我根本安排不下,只是临时挤时间去做		
8. 我上班或约会时,从来不迟到		
9. 当我正在做事时,谁要是打扰我,不管有意无意,我都非常恼火		
10. 我总看不惯那些慢条斯理、不紧不慢的人		
11. 有时我简直忙得透不过气来,因为该做的事太多了		
12. 即使跟别人合作,我也是总想单独完成一些更重要的部分		
13. 有时我真想骂人		
14. 我做事喜欢慢慢来,而且总是思前想后		
15. 排队买东西,要是有人插队,我就忍不住指责他或出来干涉		
16. 我觉得自己是一个无忧无虑、逍遥自在的人		

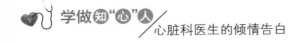

项　目	是	否
17. 有时连我自己都觉得,我所操心的事远远超过我应该操心的范围		
18. 无论做什么事,即使比别人差,我也无所谓		
19. 我总不能像有些人那样做事不紧不慢		
20. 我从来没想过要按照自己的想法办事		
21. 每天的事都使我的神经高度紧张		
22. 在公园里赏花、观鱼等,我总是先看完,等着同来的人		
23. 对别人的缺点和毛病,我常常不能宽容		
24. 在我所认识的人里,个个我都喜欢		
25. 听到别人发表不正确的见解,我总想立即纠正他		
26. 无论做什么事,我都比别人快一些		
27. 当别人对我无礼时,我会立即以牙还牙		
28. 我觉得我有能力把一切事情办好		
29. 聊天时,我也总是急于说出自己的想法,甚至打断别人的话		
30. 人们认为我是一个相当安静、沉着的人		
31. 我觉得世界上值得我信任的人实在不多		
32. 对未来我有许多想法,并总想一下子都能实现		
33. 有时我也会说人家的闲话		
34. 尽管时间很宽裕,我吃饭也快		

项 目	是	否
35. 听人讲话或报告时,我常替讲话人着急,我想还不如我来讲呢		
36. 即使有人冤枉了我,我也能够忍受		
37. 我有时会把今天该做的事拖到明天去做		
38. 人们认为我是一个干脆、利落、高效率的人		
39. 当有人对我或我的工作吹毛求疵时,很容易挫伤我的积极性		
40. 我常常感到时间晚了,可一看表还早呢		
41. 我觉得我是一个非常敏感的人		
42. 我做事总是匆匆忙忙的,力图用最少的时间办尽量多的事情		
43. 如果出现错误,我每次都愿意承认		
44. 在坐公共汽车时,我总觉得司机开车太慢		
45. 无论做什么事,即使看着别人做不好,我也不想拿来替他做		
46. 我常常为工作没做完,一天又过去而忧虑		
47. 我常认为很多事如果由我来负责,情况会比现在好得多		
48. 有时我会想到一些坏得说不出口的事		
49. 即使受工作能力和水平很差的人所领导,我也无所谓		
50. 必须等待什么的时候,我总是心急如焚,"像热锅上的蚂蚁"		

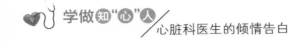
项　目	是	否
51. 当事情不顺利时,我就想放弃,因为我觉得自己能力不够		
52. 假如我可以不买票白看电影,而且不会被发现,我可能会这样做		
53. 别人托我办的事,只要答应了,我从不拖延		
54. 人们认为我做事很有耐性,干什么都不会着急		
55. 约会或乘车、船,我从不迟到,如果对方耽误了,我就会恼火		
56. 我每天看电影,不然心里就不舒服		
57. 许多事本来可以大家分担,可我喜欢一个人去干		
58. 我觉得别人对我的话理解太慢,甚至理解不了我意思似的		
59. 人家说我是个厉害的暴性子的人		
60. 我常常比较容易看到别人的缺点而不容易看到别人的优点		
汇　总		

解释

该量表包括 60 个项目,可分别归入三部分。①"TH",有 25 题,表示时间匆忙感(Time hurry)、时间紧迫感和做事快等特征;②"CH",有 25 题,表示争强好胜(Competitive)、怀有戒心或敌意(Hosttility)和缺乏耐性等特征;③"L",有 10 题,为真实性校正（即测谎）题，用以考验被试者回答问卷的真实性。

计分及评估方法：在"TH"部分的 25 个问题中，第 2、3、6、7、10、11、19、21、22、26、29、34、38、40、42、44、46、50、53、55、58 题答"是"和第 14、16、30、54 题答为"否"的，每题各得 1 分；在"CH"部分的 25 个问题中，第 1、5、9、12、15、17、23、25、27、28、31、32、35、39、41、47、57、59、60 题答"是"和第 4、18、36、45、49、51 题答"否"的，每题各得 1 分；在"L"部分的 10 个问题中，第 8、20、24、43、56 题答"是"和第 13、33、37、48、52 题答"否"的，每题各得 1 分。

在评估时，首先应注意"L"量表得分是否过高，若 L 分过高（≥7 分），则应考虑问卷无效。至于 A 型行为类型的评定，则是根据 TH 加 CH 的得分多少计算的，并以常人得分的平均数（27 分）为极端中间型，36 分以上者为 A 型，18 分以下者为 B 型，28～35 分者为中间偏 A 型（或称 A⁻型），19～26 分者为中间偏 B 型（或称 B⁻型）。

生命在于运动 ▎⋮⋮

　　歌德说："生命在于矛盾,在于运动,一旦矛盾消除,运动停止,生命也就结束了。"帕斯卡说："人生的本质就在于运动,安谧宁静就是死亡。"而健康的基本就在于"吃动平衡",即从食物摄入的过多能量需要通过运动的方式进行消耗,以达到身体各方面功能的平衡。

　　现如今,随着生活节奏的加快,人们吃得多、动得少,吃与动明显失衡,导致多余的能量在人体内以脂肪的形式储存,造成体重增加,甚至超重和肥胖。

　　研究表明,超重和肥胖是诸多慢性病的始动因素,如高血压、2型糖尿病及乳腺癌等。据统计,约三成的缺血性心脏病与运动缺乏有关。因此,预防心脑血管疾病应从运动开始。

　　运动对心血管系统有何好处呢?

　　1. 直接保护作用。血管内皮层是动脉血管的保护屏障,一旦遭到破坏,能导致并加速动脉粥样硬化的进程,进而发展为冠心病、脑梗死等。规律的运动不仅能帮助机体维护血管内皮功能,而且具有积极的抗氧化作用。

2. 间接保护作用。运动能增强心肌功能,增加心脑的血流量,改善微循环,起到积极的降压、降糖、降脂等作用。民间有人称,春秋换季时,应静脉注射"疏通血管"的药物,打通血管,改善微循环。其实,经常进行适度的有氧运动,才能真正地发挥"疏通血管"、改善微循环之功效。

3. 经常运动锻炼,能有效提高人们对因高强度运动导致的突然缺氧的耐受能力。

运动虽对机体有诸多好处,但要掌握其法,得其要领,才能发挥最佳的保健功效。

1. 不管年龄大小,都应该坚持适量运动,每周至少5天,每天至少30分钟。

2. 要经常有氧运动,如慢跑、游泳、打球等。运动过程分为三个阶段,包括5～10分钟的轻度热身活动、20～30分钟的耐力活动时间及5分钟左右的恢复时间。

3. 把握运动的"量",懂得"适量"运动,且要循序渐进。研究表明,低至中等强度的运动量对心血管的保护益处最强。低运动量:每周4～5次,每次耐力训练持续20～30分钟;中等运动量:每周≥3次,每次耐力训练持续40～60分钟。

在运动时,要注意以下三个方面。

1. 在每次运动开始前,应充分准备,逐渐增加运动量。在运动停止后,应逐渐放松,切忌突然停止运动。

2. 在大量运动时,应适当补充水和盐分,预防脱水。

3. 注意运动时的不良反应。即使是正常健康人,如需参加长时间的剧烈运动(如马拉松等),也有必要完善一些心脏方面的检查,如心脏超声、心电图运动负荷试验等。而心脏病患者则需要根据医生建议,制订一套循序渐进的运动计划。

另外,在运动期间,如心率突然变快或变慢,突发胸痛、胸闷、气短等症状,突发眩晕、头痛或单侧肢体活动障碍等,都要立即就诊,以避免错过治疗的最佳时机。

生命在于运动,但并非所有人都爱运动,他们总有自己的托词:运动容易受伤、没有时间运动、年龄不适合运动……

"千里之行,始于足下。"运动完全可以从步行开始。古希腊"医学之父"希波克拉底说过:"步行锻炼是人类最好的药物。"爱因斯坦也说过:"我生平喜欢步行,运动给我带来了无穷的乐趣。"曾参加过长征的"百岁将军"孙毅,他的长寿经就是走路,"健康长寿,始于足下"是他多年来的心得体会。

步行健身锻炼是最切实可行的有氧运动方式,不受年龄、时间和场地限制,尤其适合老年人和心脏病恢复期的患者。《2016中国居民膳食指南》建议,成年人的主动身体活动最好相当于每天6000步,可以一次完成,也可以分为2~3次完成。换言之,加上日常生活所必需的活动量,建议每天步行1万步。

运动虽好，贵在坚持。宋代蒲虔贯在《保生要录》中提到："事闲随意为之，各数十过而已。每日频行，必身轻、目明、筋壮，血脉调畅，饮食易消，无所壅滞。体中小有不佳，快为之即解。"这段话也告诉我们，唯有持之以恒地坚持运动，才能发挥其对身体的保健功效。

"夺命"马拉松

2015年1月,一名跑友在参加香港马拉松时倒在了跑道上,停止了呼吸和心跳,年仅24岁。

2015年4月,武汉工程大学邮电与信息工程学院的一名学生在操场运动时猝死。

同月,南京的一名年轻女孩,生命停滞在健身房内。

2015年10月,合肥马拉松,一名约30岁的男性在临近终点时突然晕厥,永远地抛下了刚刚怀孕的妻子。

2015年11月,来自宜春20岁的张某,在上饶全国半程马拉松比赛时,冲过终点后摔倒,心搏骤停,抢救无效死亡。

2015年12月,33岁的姚某,在深圳马拉松比赛的半程终点前400米倒下,送医抢救无效离世。

……

"生命不息,运动不止。"法国著名思想家伏尔泰的名言告诉我们:生命在于运动。运动锻炼是促进人体发展、改善生活质量的有效手段,是现代人生活中必不可缺的内容之一。然而,谁会想到,运动与猝死还会"并肩而坐"呢?

猝死,即突然死亡。研究表明,86%非外伤原因的猝死与运动相关,其主要的原因是心脏病,即心脏性猝死。国际奥委会是这样定义心脏性猝死的:既往未发现致死性心脏疾病,在症状发生后1小时内的死亡,并排除脑血管、呼吸系统疾病、创伤以及药物等相关原因所致的死亡。

法国科学家进行的一项研究结果显示,在2005—2010年,运动相关性猝死的发生率为每年4.6人/百万人,其中只有6%是竞技运动员,余均为非竞技运动员,如马拉松比赛之类的运动爱好者。另据统计,仅2014年,在中国大型马拉松赛事中,发生意外死亡的就足足有5例;2015年,网络报道的马拉松猝死事件已有4例……多少个年轻鲜活的生命陨落在让我们强身健体的运动场上,令人惋惜。

什么原因能导致运动相关的猝死呢?

美国的一项研究表明,与运动相关的猝死最常见的原因是肥厚型心肌病和先天性冠状动脉开口异常。意大利人发现,致心律失常性右室心肌病是青年运动员猝死的主要原因之一。我国的研究发现,排在首位的是冠心病。爱尔兰人的一项研究也证实,冠心病是中年人群发生心脏性猝死的主要原因。

为什么运动能诱发心脏性猝死呢?

剧烈运动时猝死的发生率是非剧烈运动时的16.9倍,80%以上的心脏性猝死发生在运动中或剧烈运动后。这提示我们,剧烈运动是猝死的诱发因素,其主要的机制可能有如下几个方面。

1. 自主神经功能失衡:在剧烈运动时,人体交感神经过度兴奋,迷走神经兴奋性下降,能增加心肌兴奋性而诱发心室颤动①。

2. 心肌缺血:剧烈运动能诱发心脏急性缺血事件,如急性心肌梗死,直接导致猝死。另外,反复的心肌缺血亦会促发室颤等恶性心律失常事件,最终导致猝死。

3. 心脏震击综合征。在影视剧中,常有如此桥段:一足球运动员在赛场上挥汗如注,队友传球、胸部停球,正准备抽射时,却突然倒下……人体心前区受到球类等钝器突然击打后,可能诱发室颤,即"心脏震击综合征",这是运动猝死的罕见原因之一。

如何预防心脏性猝死事件呢?

1. 常规体检。建议30岁以上人群,每年体检1次,包括常规的内科、外科检查,进行血压、心率、心电图等检查评估。

2. 运动员是发生心脏性猝死的高危人群。建议对所有运动员及欲行剧烈运动的人群,不管年龄、性别,尤其对有猝死家族史、既往胸痛史和晕厥史的人群进行重点筛查。在运动之前详细评估,包括常规体检、血压、心电图、心脏超声等,

---

①心室颤动,简称室颤,是最严重的心律失常之一,也是导致猝死的最常见心律失常之一。发作时,电击除颤是最有效的治疗方法。

必要时可行心电图运动负荷试验,来初步评估身体对运动的耐受能力。

3. 人们在运动过程中,应注意心慌、胸痛、头晕、持续咳嗽或晕厥等不良反应①。

如果在活动时出现以下症状,应立即停止运动,必要时及时就医。

(1)心跳比平时明显加快,有心律不齐、心悸症状;

(2)运动中或运动后出现胸痛或疑似心绞痛症状;

(3)眩晕或头痛,出冷汗或晕厥;

(4)严重气短、一过性视物不清或失语;

(5)一侧肢体突然无力、偏瘫,身体的某一部位突然疼痛或麻木等。

运动相关的猝死虽然发生率不高,可一旦发生,对家庭和社会有着很大的影响。只有做好防范,才能有效避免悲剧的上演。另外,心脏急救技术(心肺复苏)的学习及应用,对危重症心脏病患者的抢救来说,有着极为重要的意义,建议人人学而会之。

两千多年前,"现代医学之父"希波克拉底说过:"阳光、空气、水和运动,是生命和健康的源泉。"他说得没错,这也得到了现代医学的充分证明。不过,在我看来,如果把其中的"运动"修改为"适量的运动",就再好不过了。

———————
①参见《中国心血管病预防指南》2011版。

参考文献 | ∷

［1］［美］亨利·欧内斯特·西格里斯特. 最伟大的医生
［M］. 李虎, 张盛钰, 柯秋梦, 译. 北京: 北京大学出版社, 2014.

［2］［意］阿尔图罗·卡斯蒂廖尼. 医学史［M］. 程之范, 甄橙, 译. 南京: 译林出版社, 2013.

［3］傅传喜, 梁建华, 王声湧. 原发性低血压研究进展［J］. 中国公共卫生, 2005, 21（10）: 1265-1267.

［4］郭宗儒. 首创的洛伐他汀和后继药物［J］. 药学学报, 2015（1）: 123-126.

［5］中国营养学会. 中国居民膳食指南（2016）［M］. 北京: 人民卫生出版社, 2016.

［6］关子安, 孙茂欣, 关大顺, 等. 现代糖尿病学［M］. 天津: 天津科学技术出版社, 2001.

［7］［日］相矶嘉孝. 糖尿病［M］. 谭乔莎, 李敬平, 译. 郑州: 河南科学技术出版社, 2014.

［8］梁治学, 胡燕, 何裕民. 从"疾病"词源学探析亚健康

范畴[J].中国中医基础医学杂志,2015(4):422-423.

[9][英]奥克雷德文.改变世界的发明[M].荣信文化编译.西安:未来出版社,2010.

[10]廖玉华,杨天伦,高传玉.阿司匹林用于心血管疾病一级预防的专家建议[J].临床心血管病杂志,2015,31(9):919-921.

[11]中国康复医学会心血管病专业委员会,中国营养学会临床营养分会,中华预防医学会慢性病预防与控制分会,中国老年学学会心脑血管病专业委员会.心血管疾病营养处方专家共识[J].中华内科杂志,2014,53(2):151-158.

[12]中华医学会心血管病学分会,中华心血管病杂志编辑委员会.中国心血管病预防指南[J].中华心血管病杂志,2011,39(1):3-22.

[13]Robert H. Eckel, John M. Jakicic, Jamy D. Ard. 2013 AHA/ACC Guideline on Lifestyle Management to Reduce Cardio-vascular Risk [J]. Journal of the American College of Cardiology, 2014, 63(25): 2960-2984.

[14]中国营养学会.中国居民膳食指南2016[M].北京:人民卫生出版社,2016.

[15]徐少华,袁仁国.中国酒文化大典[M].北京:国际文化出版公司,2009.

[16]吕少仿,张艳波.中国酒文化[M].武汉:华中科技

大学出版社,2015.

[17]田友清,丁平,张云庆.烟草药用研究概述[J].中国药业,2015,24(9):126-128.

[18]傅华.临床预防医学[M].上海:复旦大学出版社,2014.

[19][法]迪迪埃·努里松.烟火撩人[M].陈睿,李敏,译.北京:三联书店,2013.

[20]丁荣晶,吕安康.心血管病患者戒烟处方中国专家共识[J].中国心血管病杂志,2013,41(增刊1):9-16.

[21][美]布鲁斯·米勒.远离肥胖陷阱[M].叶红婷,译.北京:九州出版社,2015.